国家执业药师考试必备考点速记掌中宝

第三版

药学专业知识（一）

主编　吴从敏　张　宇

U0311888

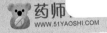

中国医药科技出版社

内容提要

本书是"国家执业药师考试必备考点速记掌中宝"系列之一，书中包括三个版块，"必备考点提示"高度凝练大纲核心内容，指出重要考点；"必备考点精编"以"图表为主，文字为辅"的形式呈现考试重点；"高频考点速记"归类整理历年高频考点内容，方便对比记忆。本书开本小巧，便于携带，随时翻阅，是参加 2017 年执业药师考试考生的必备用书。

图书在版编目（CIP）数据

药学专业知识.1/吴从敏，张宇主编 .—3 版 .—北京：中国医药科技出版社，2017.1

国家执业药师考试必备考点速记掌中宝

ISBN 978-7-5067-8762-8

Ⅰ.①药… Ⅱ.①吴… ②张… Ⅲ.①药物学-资格考试-自学参考资料 Ⅳ.①R9

中国版本图书馆 CIP 数据核字（2016）第 325017 号

美术编辑　陈君杞
版式设计　郭小平

出版　　中国医药科技出版社
地址　　北京市海淀区文慧园北路甲 22 号
邮编　　100082
电话　　发行：010-62227427　邮购：010-62236938
网址　　www.cmstp.com
规格　　787×1092mm $^1/_{32}$
印张　　9
字数　　171 千字
初版　　2015 年 8 月第 1 版
版次　　2017 年 1 月第 3 版
印次　　2017 年 1 月第 1 次印刷
印刷　　三河市腾飞印务有限公司
经销　　全国各地新华书店
书号　　ISBN 978-7-5067-8762-8
定价　　32.00 元

编委会

出版说明

　　国家执业药师资格考试是国家为了保障人民群众合理安全用药的一项重要举措，是评价申请者是否具备从事执业药师工作所必须的专业知识与技能的考试。自 2015 年，国家执业药师资格考试大纲发生了重大变化，从考试内容、重点要求到考试题型等多方面，都更强调应用，充分体现"以用定考、以用为先、以人为本、以业为重"的主导思想，以保证执业药师在未来的医疗健康领域承担重要角色。这样的变化对提升执业药师价值、引领执业药师队伍健康发展具有重大意义。

　　目前市面上执业药师资格考试的考前辅导用书琳琅满目，但绝大多数都是"大部头"，让人顿觉复习压力巨大和任务沉重。为了更好地帮助广大考生学习掌握执业药师应具备的知识，我们紧紧围绕国家执业药师资格考试新大纲的要求，密切配合《国家执业药师考试指南》（第七版·2017），力邀具有多年考前辅导经验的专家编写本套必备考点速记掌中宝丛书。本丛书具有以下特点。

　　1. 内容高度浓缩，叙述精当够用，以图表形式呈现，结构简明直观。

　　2. 新指南重点内容及历年高频考点全覆盖，一书在手，轻松备考。

3. 开本小巧，便于广大考生携带、翻阅，随时随地学习。

本丛书适合参加 2017 年国家执业药师资格考试的考生使用。在复习备考过程中，如果您有任何意见和建议，欢迎与我们联系，我们的邮箱是 yykj401@163.com。

在此，预祝各位考生通过自己的辛勤努力，马到功成，一举通关！

中国医药科技出版社

2017 年 1 月

目录
Contents

第一章　药物与药学专业知识 ………………………… 1

　第一节　药物与药物命名 ……………………………… 1

　第二节　药物剂型与制剂 ……………………………… 5

　第三节　药学专业知识 ……………………………… 15

第二章　药物的结构与药物作用 …………………… 22

　第一节　药物理化性质与药物活性 ……………… 22

　第二节　药物结构与药物活性 …………………… 24

　第三节　药物化学结构与药物代谢 ……………… 26

第三章　药物固体制剂和液体制剂与临床应用 …… 31

　第一节　固体制剂 ………………………………… 31

　第二节　液体制剂 ………………………………… 48

第四章　药物灭菌制剂和其他制剂与临床应用 …… 63

　第一节　灭菌制剂 ………………………………… 63

　第二节　其他制剂 ………………………………… 74

第五章　药物递送系统（DDS）与临床应用 ……… 90

　第一节　快速释放制剂 …………………………… 90

　第二节　缓释、控释制剂 ………………………… 97

　第三节　靶向制剂 ……………………………… 106

第六章　药物的体内过程 ………………………… 121

　第一节　药物体内过程 ………………………… 121

　第二节　药物的胃肠道吸收 …………………… 122

　第三节　药物的非胃肠道吸收 ………………… 126

　第四节　药物的分布、代谢和排泄 …………… 130

第七章　药效学 ……………………………………… 137

　第一节　药物的基本作用 ……………………………… 137

　第二节　药物的剂量与效应关系 ……………………… 138

　第三节　药物的作用机制与受体 ……………………… 140

　第四节　影响药物作用的因素 ………………………… 146

　第五节　药物相互作用 ………………………………… 151

第八章　药品不良反应与药物滥用监控 ……………… 164

　第一节　药品不良反应与药物警戒 …………………… 164

　第二节　药源性疾病 …………………………………… 172

　第三节　药物流行病学在药品不良反应

　　　　　监测中的作用 ………………………………… 176

　第四节　药物滥用与药物依赖性 ……………………… 178

第九章　药动学 ………………………………………… 184

　第一节　药动学基本概念、参数及其临床意义 ……… 184

　第二节　房室模型 ……………………………………… 185

　第三节　非房室模型 …………………………………… 191

　第四节　给药方案设计与个体化给药 ………………… 192

　第五节　生物利用度与生物等效性 …………………… 196

第十章　药品标准与药品质量检验 …………………… 203

　第一节　药品标准与药典 ……………………………… 203

　第二节　药品检验与体内药物检测 …………………… 207

第十一章　常见药物结构特征与作用 ………………… 219

　第一节　精神与中枢神经系统疾病用药 ……………… 219

　第二节　解热、镇痛、抗炎药及抗痛风药 …………… 229

　第三节　呼吸系统疾病用药 …………………………… 233

　第四节　消化系统疾病用药 …………………………… 239

　第五节　循环系统疾病用药 …………………………… 244

　第六节　内分泌系统疾病用药 ………………………… 255

　第七节　抗菌药物 ……………………………………… 259

　第八节　抗病毒药 ……………………………………… 268

　第九节　抗肿瘤药 ……………………………………… 270

第一章　药物与药学专业知识

第一节　药物与药物命名

 必备考点提示

1. 药物的分类。
2. 药物的常用化学结构和命名。
3. 常见的药物命名（通用名、商品名和化学名）。

 必备考点精编

一、药物的来源与分类

基本概念及分类 {

药物：可以改变或查明机体的生理功能及病理状态，用以预防、治疗和诊断疾病的物质

药品：用于预防、治疗和诊断人的疾病，有目的地调节人的生理功能并规定有适应证或者功能主治、用法和用量的物质，包括中药材、中药饮片、中成药、化学原料及其制剂、抗生素、生化药品、放射性药品、血清、疫苗、血液制品和诊断药品等

分类 {
化学合成药物
来源于天然产物的药物
生物技术药物
}

二、药物的结构与命名

基本结构 { 基本骨架 { 脂肪烃环 / 芳烃环 / 杂环 } 化学官能团 }

表 1-1　药物结构中常见的化学骨架及名称

名称	化学结构及编号	名称	化学结构及编号
环戊烷		环己烷	
苯		萘	
呋喃		噻吩	
吡咯		吡唑	
咪唑		噁唑	
噻唑		三氮唑（1,3,4-三氮唑）	
四氮唑（1,2,3,4-四氮唑）		哌啶	

续表

名称	化学结构及编号	名称	化学结构及编号
哌嗪		吡啶	
哒嗪		嘧啶	
吡嗪		茚	
吲哚		苯并咪唑	
喹啉		异喹啉	
苯并嘧啶		苯并二氮䓬	
苯并噁唑		苯并噻唑	

续表

名称	化学结构及编号	名称	化学结构及编号
吩噻嗪		尿嘧啶	
胸腺嘧啶		胞嘧啶	
腺嘌呤		鸟嘌呤	
雌甾烷		雄甾烷	
孕甾烷			

表 1-2　常见药物的命名

药物的名称	定　义	特　点
商品名	通常是针对药物的最终产品，即剂量和剂型已确定的含有一种或多种药物活性成分的药品	①同一个药品，在不同的企业中可能有不同的商品名 ②可以进行注册和申请专利保护 ③选用时不能暗示药物的疗效和用途，且应简易顺口

续表

药物的名称	定 义	特 点
通用名	也称为国际非专利药品名称（INN），是世界卫生组织（WHO）推荐使用的名称	①有活性的物质，而不是最终的药品 ②不受专利和行政保护，是所有文献、资料、教材以及药品说明书中标明有效成分的名称 ③是药典中使用的名称
化学名	根据其化学结构式来进行命名的，以一个母体为基本结构，然后将其他取代基的位置和名称标出	①参考国际纯化学和应用化学会（IUPAC）公布的有机化合物命名原则及中国化学会公布的"有机化学物质系统命名原则（1980年）"进行命名 ②美国化学文献（CA）为药品化学命名的基本依据之一

第二节 药物剂型与制剂

 必备考点提示

1. 剂型的分类、作用和重要性。

2. 药用辅料功能。

3. 药物制剂稳定性、影响因素与稳定化方法。

4. 药物稳定性实验方法。

5. 药品有效期和 $t_{0.9}$。

6. 配伍使用、配伍变化及配伍禁忌。

7. 药品包装及其作用。

8. 药品的贮存与养护。

必备考点精编

一、药物剂型与辅料

1. 药物剂型

剂型
- 定义：适合于疾病的诊断、治疗或预防的需要而制备的不同给药形式，剂型必须与给药途径相适应
- 重要性：
  - 可改变药物的作用性质
  - 可调节药物的作用速度
  - 可降低（或消除）药物的不良反应
  - 可产生靶向作用
  - 可提高药物的稳定性
  - 可影响疗效

表1-3 剂型的不同分类方法及其特点

分类方法		优点	缺点
按形态学分类	液体剂型 固体剂型 半固体剂型 气体剂型	形态相同的剂型，制备特点有相似之处，具直观、明确的特点，对药物制剂的设计、生产、储存和应用有一定的指导意义	没有考虑制剂的内在特点和给药途径
按给药途径分类	经胃肠道给药剂型 非经胃肠道给药剂型	紧密联系临床，能反映给药途径对剂型制备的要求	同一种剂型由于给药途径的不同而出现多次，无法体现具体剂型的内在特点
按分散体系分类	真溶液型 胶体溶液型 乳剂型 混悬型 气体分散型 固体分散型 微粒分散型	反映出剂型的均匀性、稳定性以及制法的要求	不能反映剂型的用药特点，可能出现同一种剂型由于辅料和制法不同而属于不同的分散系统

续表

分类方法		优点	缺点
按制法分类	浸出制剂 无菌制剂等	根据制备方法进行分类，与制剂生产技术相关	不能包含全部剂型，故不常用
按作用时间分类	速效制剂 普通制剂 缓释、控释制剂	能直接反映用药后药物起效的快慢和作用持续时间的长短，因而有利于合理用药	无法区分剂型之间的固有属性

2. **药用辅料**

（1）定义：在制剂处方设计时，为解决制剂成型性、有效性、稳定性及安全性而加入处方中的除主药以外的一切药用物料的统称。

（2）分类
- 按来源分类：①天然物质；②半合成物质；③全合成物质
- 按作用与用途分类：①溶剂；②增溶剂；③助溶剂等
- 按给药途径分类：①口服用；②注射用；③黏膜用等

（3）功能
- 赋型
- 使制备过程顺利进行
- 提高药物稳定性
- 提高药物疗效
- 降低药物毒副作用
- 调节药物作用
- 增加患者用药的顺应性

（4）应用原则
- 最低用量原则
- 无不良影响原则

$$\text{(5) 一般质量要求}\begin{cases}\text{符合药用及具体制剂的质量要求}\\\text{对人体无毒}\\\text{化学性质稳定，不与主药及其他辅料}\\\quad\text{发生作用，不影响制剂的质量检验}\end{cases}$$

二、药物稳定性及其有效期

1. 药物稳定性

$$\text{药物制剂稳定性}\begin{cases}\text{稳定性变化}\begin{cases}\text{化学不稳定性}\\\text{物理不稳定性}\\\text{生物不稳定性}\end{cases}\\\\\text{稳定性实验方法}\begin{cases}\text{①影响因素试验：高温、高}\\\quad\text{湿及强光条件下考察影响}\\\quad\text{药物稳定性的因素及可能}\\\quad\text{的降解途径与降解产物}\\\text{②加速试验：预测产品有效期}\\\text{③长期试验：确定产品有效期}\end{cases}\end{cases}$$

表1-4　影响药物制剂稳定性的因素及稳定化方法

影响药物制剂稳定性因素			稳定化方法
处方因素	pH	调节 pH	确定 pH_m，采用适当的酸、碱或缓冲剂调节至 pH_m 范围
	广义酸碱催化		应用浓度尽可能低的缓冲剂或选择没有催化作用的缓冲系统
	溶剂	改变溶剂	①药物与离子电荷相同，采用介电常数低的溶剂 ②药物与离子电荷相反，采用介电常数高的溶剂 ③水中不稳定药物，采用极性溶剂或在水溶液中加入非水溶剂

续表

影响药物制剂 稳定性因素			稳定化方法
处方 因素	离子强度		①药物与离子电荷相同，降低离子强度 ②药物与离子电荷相反，增加离子强度
	表面活性剂		①苯佐卡因在5%的十二烷基硫酸钠溶液中，稳定性增加 ②聚山梨酯80使维生素D稳定性下降 ③通过实验正确选用表面活性剂
	基质或辅料		通过实验选用合适的辅料，例如阿司匹林片选用滑石粉或硬脂酸镁为润滑剂
外界 因素	温度		控制温度
	光线	遮光	酚类和分子中有双键的药物（如肾上腺素、硝普钠、氯丙嗪、泼尼松和氢化可的松等）制备、包装和贮存时采用避光条件
	空气(氧)	驱逐 氧气	①液体制剂：蒸馏水煮沸后立即使用；在溶液中和容器空间通入惰性气体如二氧化碳或氮气 ②固体制剂：充氮气或真空包装
		加入抗 氧剂	①水溶性抗氧剂：焦亚硫酸钠、亚硫酸氢钠、亚硫酸钠和硫代硫酸钠等 ②油溶性抗氧剂：BHA、BHT和维生素E等
	金属离子		①选用纯度较高的原辅料 ②避免使用金属器具 ③加入金属离子络合剂：依地酸二钠、枸橼酸和酒石酸
	湿度和水分		生产、包装和贮存时控制湿度及水分
	包装材料		根据制剂和药物特点选择合适的包材

续表

影响药物制剂 稳定性因素		稳定化方法
一	其他 方法	改变剂型或生产工艺	制成固体剂型：水溶液中不稳定的药物。如抗生素（冻干无菌粉末）；硝酸甘油（膜剂）
			制成微囊或包合物：稳定性不高、易氧化或水解的药物。如维生素 A、微生素 C 和硫酸亚铁（微囊）；盐酸异丙嗪、苯佐卡因（β-环糊精合物）
			采用直接压片或包衣工艺：遇湿热不稳定的药物。氯丙嗪、异丙嗪、对氨基水杨酸钠和维生素 C 等
		制备稳定的衍生物	制成盐类、酯类、酰胺类或高熔点衍生物，前体药物
		加入干燥剂及改善包装	如用 3% 二氧化硅作干燥剂可提高阿司匹林的稳定性

表 1-5　药物的化学降解

降解途径	药物类别	典型药物
水解	酯类药物（包括内酯）	①代表药物：盐酸普鲁卡因水解变黄 ②其他：盐酸丁卡因、盐酸可卡因、溴丙胺太林、硫酸阿托品、氢溴酸后马托品、硝酸毛果芸香碱和华法林钠
	酰胺类药物（包括内酰胺）	青霉素类、头孢菌素类、氯霉素、巴比妥类、利多卡因和对乙酰氨基酚
	其他药物	阿糖胞苷、维生素 B、地西泮和碘苷
氧化	酚类药物	肾上腺素、左旋多巴、吗啡和水杨酸钠
	烯醇类药物	维生素 C
	其他类药物	①芳胺类：磺胺嘧啶钠 ②吡唑酮类：氨基比林、安乃近 ③噻嗪类：盐酸氯丙嗪、盐酸异丙嗪
异构化		左旋肾上腺素、毛果芸香碱和维生素 A
聚合		氨苄西林钠（以聚乙二醇 400 为溶剂制成注射液，可避免聚合）等
脱羧		对氨基水杨酸钠、普鲁卡因水解产物对氨基苯甲酸

2. 药品有效期与 $t_{0.9}$

药品有效期与 $t_{0.9}$

（1）有效期标注到日，应当为起算日期对应年月日的前一天

（2）有效期标注到月，应当为起算月份对应年月的前一月

（3）$t_{0.9}$ 是指药物降解 10% 所需的时间，$t_{0.9} = \dfrac{0.1054}{k}$

三、药物制剂配伍变化和相互作用

1. 药物制剂配伍使用的目的

（1）利用协同作用，以增强疗效：复方乙酰水杨酸片和复方降压片。

（2）提高疗效，延缓或减少耐药性：阿莫西林与克拉维酸配伍，磺胺药与甲氧苄啶联用。

（3）利用拮抗作用，克服某些药物的不良反应：吗啡镇痛时与阿托品配伍。

（4）预防或治疗合并症或多种疾病。

2. 药物制剂的配伍变化

表 1-6　配伍变化的类型

配伍变化的类型	项目	举　例
物理学的配伍变化	溶解度改变	氯霉素注射液（含乙醇、甘油或丙二醇等）加入 5% 葡萄糖析出氯霉素
	吸湿、潮解、液化与结块	①吸湿、潮解：中药干浸膏、颗粒及一些酶、无机盐类含结晶水药物配伍 ②液化：形成低共熔混合物的药物配伍（樟脑、冰片与薄荷脑混合不影响疗效） ③结块：散剂、颗粒剂吸湿后干燥

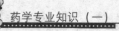

续表

配伍变化的类型	项目	举 例
物理学的配伍变化	粒径或分散状态改变	乳剂、混悬剂粒径变粗、聚结、凝聚而分层析出
化学的配伍变化	浑浊或沉淀	①pH 改变产生沉淀： a. 盐酸氯丙嗪注射液与异戊巴比妥注射液混合 b. 20% 磺胺嘧啶钠注射液与 10% 葡萄糖注射液混合后使磺胺嘧啶析出结晶 c. 水杨酸钠或苯巴比妥钠水溶液遇酸或酸性药物后，会析出水杨酸或巴比妥酸 ②水解产生沉淀：苯巴比妥钠水溶液；硫酸锌滴眼液 ③生物碱盐溶液的沉淀：与鞣酸、碘、碘化钾及乌洛托品等混合 ④复分解产生沉淀：硫酸镁遇可溶性的钙盐、碳酸氢钠或某些碱性较强的溶液时产生沉淀；硝酸银遇含氯化物的水溶液产生沉淀
	变色	①维生素 C 与烟酰胺混合 ②多巴胺注射液与碳酸氢钠注射液配伍 ③氨茶碱或异烟肼与乳糖混合
	产气	①碳酸氢钠与酸类药物配伍 ②溴化铵、氯化铵或乌洛托品与强碱性药物配伍 ③溴化铵和利尿药配伍 ④乌洛托品与酸类或酸性药物配伍
	发生爆炸	氯化钾与硫，高锰酸钾与甘油，强氧化剂与蔗糖或葡萄糖
	产生有毒物质	含朱砂的中药制剂与溴化钾、溴化钠、碘化钾、碘化钠及硫酸亚铁配伍
	分解破坏、疗效下降	①维生素 B_{12} 与维生素 C 配伍 ②乳酸环丙沙星与甲硝唑配伍 ③红霉素乳糖酸盐与葡萄糖氯化钠注射液配合
药理学的配伍变化	协同作用	磺胺类药物与甲氧苄啶合用
	增加毒副作用	异烟肼与麻黄碱或阿托品合用
	拮抗作用	—

3. 药物配伍禁忌

配伍禁忌
- 类型
  - 物理性配伍禁忌
  - 化学性配伍禁忌
  - 药理学配伍禁忌
- 易发生配伍变化的成分：血液、甘露醇和静脉注射用脂肪乳剂
- 注射液配伍
  - 配伍变化的主要原因：①溶剂组成及pH的改变；②缓冲容量；③离子作用；④直接反应；⑤盐析作用；⑥配合量；⑦混合顺序；⑧反应时间；⑨氧与二氧化碳；⑩光敏感性；⑪成分的纯度
  - 配伍禁忌的预防
    - ①肉眼观察
    - ②测定变化点的pH
    - ③稳定性实验
    - ④UV、GC及HPLC等方法的应用
    - ⑤药理学和药效学实验及药物动力学参数的测定
  - 配伍变化处理方法
    - ①改变贮存条件
    - ②改变调配次序
    - ③改变溶剂或添加助溶剂
    - ④调整溶液pH
    - ⑤改变有效成分或改变剂型

四、药品的包装与贮存

1. 药品包装

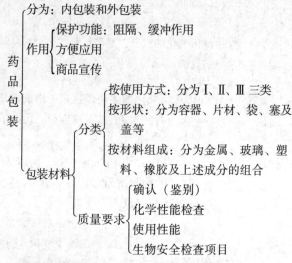

药品包装
- 分为：内包装和外包装
- 作用
  - 保护功能：阻隔、缓冲作用
  - 方便应用
  - 商品宣传
- 包装材料
  - 分类
    - 按使用方式：分为 I、II、III 三类
    - 按形状：分为容器、片材、袋、塞及盖等
    - 按材料组成：分为金属、玻璃、塑料、橡胶及上述成分的组合
  - 质量要求
    - 确认（鉴别）
    - 化学性能检查
    - 使用性能
    - 生物安全检查项目

2. 药品储存

（1）按包装标示的温度要求储存，包装上没有标示的，按照药典规定储存。

（2）储存相对湿度为 35%～75%。

（3）实行色标管理：绿色：合格，红色：不合格，黄色：待确定。

（4）按照要求采取避光、遮光、通风、防潮、防虫及防鼠等措施。

（5）搬运和堆码药品严格按照外包装标示要求规范操作，堆码高度符合包装图示要求，避免损坏药品包装。

（6）药品按批号堆码，不同批号的药品不得混垛，垛间距不小于 5 厘米，与库房内墙、顶、温度调控设备及管道等设施间距不小于 30 厘米，与地面间距不小于 10 厘米。

（7）药品与非药品、外用药与其他药品分开存放，中药材和中药饮片分库存放。

（8）特殊管理的药品应当按照国家有关规定储存。

（9）拆除外包装的零货药品集中存放。

（10）储存药品的货架、托盘等设施设备保持清洁，无破损和杂物堆放。

（11）未经批准的人员不得进入储存作业区，储存作业区内的人员不得有影响药品质量和安全的行为。

（12）药品储存作业区内不得存放与储存管理无关的物品。

3. 药品养护

（1）指导和督促储存人员对药品进行合理储存与作业。

（2）检查并改善储存条件、防护措施和卫生环境。

（3）对库房温湿度进行有效监测、调控。

（4）按照养护计划对库存药品的外观、包装等质量状况进行检查，建立养护记录；对储存条件有特殊要求的或者有效期较短的品种重点养护。

（5）发现有问题的药品及时在计算机系统中锁定和记录，通知质量管理部门处理。

（6）对中药材和中药饮片按其特性采取有效方法进行养护并记录，养护方法不得污染药品。

（7）定期汇总、分析养护信息。

第三节　药学专业知识

 必备考点提示

药学专业分支学科及其研究内容。

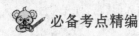

药学分支学科

├ 药物化学
│ ① 研究化学药物的化学结构特征
│ ② 药物的理化性质、稳定性
│ ③ 了解药物进入体内后的生物效应、毒副作用及生物转化等化学–生物学内容
│ ④ 研究和了解药物的构效关系、药物分子在生物体中作用的靶点以及药物与靶点结合的方式

├ 药剂学
│ ① 研究的对象：药物剂型和制剂
│ ② 研究内容有：基本理论、处方设计、制备工艺、质量控制和合理应用等5个方面
│ ③ 是一门综合性技术科学

├ 生物药剂学：研究药物及其剂型在体内的吸收、分布、代谢与排泄的过程，阐明机体生物因素、药物的剂型因素与药物疗效之间关系的科学

├ 药理学：阐明药物的作用、作用机制及药物在体内的动态变化规律，包括药物效应动力学和药物动力学

└ 药物分析学
　 ① 药物的结构鉴定、质量研究与稳定性研究
　 ② 药物的在线监测与分析技术的研究
　 ③ 药物在动物或人体内浓度分析方法的研究

表1-7　新药研究中药理学研究

类　别	分　类	主要研究项目或研究人群数量
临床前药理毒理学研究	主要药效学研究	疗效
	一般药理学研究	安全药理学研究
	药动学研究	动物实验
	毒理学研究	主要毒性反应
临床药理学研究	Ⅰ期临床试验	20~30例
	Ⅱ期临床试验	大于100例
	Ⅲ期临床试验	大于300例
	Ⅳ期临床试验	大范围
	0期临床试验	评价安全性和药动学特征微量、少数

 高频考点速记

1. 药物剂型的重要性主要表现在：剂型可改变药物的作用性质；剂型可改变药物的作用速度；剂型可降低药物的毒副作用；剂型可产生靶向作用；剂型可影响疗效。

2. 药剂学的任务包括：基本理论的研究；新剂型的研究与开发；新辅料的研究与开发；生物技术药物制剂的研究与开发；医药新技术的研究与开发。

3. 在有可能发生药物的物理或化学配伍时采取的处理方法：改变溶剂；改变调配顺序；添加助溶剂；改变溶液的pH；改变有效成分或剂型。

4. 关于药物制剂稳定性的叙述，正确的是：零级反应的速度与反应物浓度无关。

5. 说法中错误的是：长期试验在取得12个月的数据后可不必继续进行。

6. 根据药典等标准、为适应治疗或预防的需要而制备的药物应用形式的具体品种称为：药物制剂。

7. 为适应治疗或预防的需要而制备的药物应用形式称为：药物剂型。

8. 维生素 A 转化为 2，6-顺式维生素 A 属于：异构化。

9. 青霉素 G 钾在磷酸盐缓冲液中降解属于：水解。

10. 氯霉素在 pH 7 以下生成氨基物和二氯乙酸属于：水解。

11. 肾上腺素颜色变红属于：氧化。

12. 阿莫西林与克拉维酸钾联合使用的目的是：减少或延缓耐药性的发生。

13. 阿司匹林与香豆素类抗凝血药联合使用的目的是：产生协同作用，增强药效。

14. 有关药剂学概念的正确表述有：药剂学所研究的内容包括基本理论、处方设计、制备工艺、质量控制和合理应用；药剂学是一门综合性技术科学。

15. 影响药物稳定性的环境因素不包括：pH。

16. 属于药物制剂的物理学配伍变化的有：结块；潮解；液化。

17. 不属于药物稳定性试验方法的是：随机试验。

18. 关于配伍变化的错误表述是：两种以上药物配伍使用时，应该避免一切配伍变化。

19. 乙酰水杨酸与对乙酰氨基酚、咖啡因联合使用的目的是：产生协同作用，增强药效。

20. 吗啡与阿托品联合使用的目的：利用药物的拮抗作用，克服某些毒副作用。

21. 麦角胺生物碱与咖啡因同时口服：产生协同作用，增强药效。

22. 影响药物制剂稳定性的处方因素不包括：光线。

23. 常见药物制剂的化学配伍变化是：颜色变化。

24. 上市后药品再评价阶段属于：Ⅳ期临床试验。

25. Ⅰ期临床试验健康志愿者的样本数一般为：20～30例。

26. 上市后药品临床再评价阶段中，常见病的试验样本数应不少于：2000例。

27. 药品上市前要经过的临床评价阶段有：Ⅰ期临床试验、Ⅱ期临床试验和Ⅲ期临床试验。

28. 关于药品名的说法，正确的是：药典中使用的名称是通用名。

29. 不属于新药临床前研究内容的是：人体安全性评价研究。

30. 属于非经胃肠道给药的制剂：西地碘含片。

31. 下列苯并咪唑的化学结构和编号正确的是：

$$\overset{4}{\underset{7}{\overset{5}{\underset{6}{\bigcirc}}}}\overset{3}{\underset{1}{\underset{H}{N}}}2$$

。

32.（对比记忆）

（1）阿昔洛韦（　　　　　　　　）的母核结构是：鸟嘌呤环。

（2）醋酸氢化可的松（　　　　　　　　）

的母核结构是：甾体。

33.（对比记忆）

（1）将氯霉素注射液加入 5% 葡萄糖注射液中，氯霉素从溶液中析出：物理学的配伍变化。

（2）多巴胺注射液加入 5% 碳酸氢钠溶液中逐渐变成粉红色：化学的配伍变化。

（3）异烟肼合用香豆素类药物抗凝血作用增强属于什么变化：药理学的配伍变化。

34. 提高药物稳定性的方法有：对水溶液不稳定的药物，制成固体制剂；为防止药物因受环境中的氧气、光线等影响，制成微囊或包合物；对遇湿不稳定的药物，制成包衣制剂；对不稳定的有效成分，制成前体药物；对生物制品，制成冻干粉制剂。

35. 含有喹啉酮环母核结构的药物是：

环丙沙星

36. 临床上药物可以配伍使用或者联合使用，若使用不当，可能出现配伍禁忌。下列药物配伍或者联合使用中，不合理的是：地西泮注射液与 0.9% 氯化钠注射液混合滴注。

37. 盐酸氯丙嗪注射液与异戊巴比妥钠注射液混合后产生沉淀的原因是：pH 的变化。

38. 新药Ⅳ期临床试验的目的是：受试新药上市后在社会人群中继续进行安全性和有效性评价。

39.（对比记忆）

盐酸普鲁卡因（NH_2——$COOCH_2CH_2N(C_2H_5)\cdot HCl$）

在水溶液中易发生降解，降解的过程，首先会在酯键处断开，分解成对氨基苯甲酸与二乙氨基乙醇；对氨基苯甲酸还可继续发生变化，生成有色物质，同时在一定条件下又能发生脱羧反应，生成有毒的苯胺

（1）盐酸普鲁卡因在溶液中发生的第一步降解反应是：水解。

（2）盐酸普鲁卡因溶液发黄的原因是：氧化。

40. 药物辅料的作用有：赋形；提高药物的稳定性；降低药物的不良反应；提高药物疗效；增强患者的服药顺应性。

41.（对比记忆）

（1）静脉滴注硫酸镁可用于：镇静、抗惊厥。

（2）口服硫酸镁可用于：导泻。

更多免费学习资源，请扫描二维码

第二章 药物的结构与药物作用

第一节 药物理化性质与药物活性

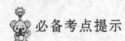 **必备考点提示**

1. 药物的脂水分配系数、酸碱性、解离度与药效的关系。

2. 药物溶解性、透膜性及生物药剂学分类。

 必备考点精编

一、药物的溶解度、分配系数和渗透性对药效的影响

1. 脂水分配系数影响因素及其与药物活性关系

$$P = \frac{C_{org}}{C_w}$$

C_{org}—药物在生物非水相或正辛醇中的浓度。

C_w—药物在水中的浓度。

P 值越大——→脂溶性越高——→化合物极性较小——→易于透过血-脑屏障。

P 值越小——→水溶性越高——→化合物极性较大——→不易于透过血-脑屏障。

2. 生物药剂学分类

药物溶解性、渗透性与生物药剂学分类的关系

（1）第 Ⅰ 类：高水溶解性、高渗透性的两亲性分子体内吸收取决于：胃排空速率 } 普萘洛尔 依那普利 地尔硫䓬

（2）第Ⅱ类：低水溶解性、高渗透性的亲脂性分子体内吸收取决于：溶解速率。 $\left\{\begin{array}{l}双氯芬酸\\卡马西平\\吡罗昔康\end{array}\right.$

（3）第Ⅲ类：高水溶解性、低渗透性的水溶性分子体内吸收取决于：渗透效率。 $\left\{\begin{array}{l}雷尼替定\\纳多洛尔\\阿替洛尔\end{array}\right.$

（4）第Ⅳ类：低水溶解性、低渗透性的疏水性分子体内难于吸收。 $\left\{\begin{array}{l}特非那定\\酮洛芬\\呋塞米\end{array}\right.$

二、药物的酸碱性、解离度、pK_a 对药效的影响

1. 对胃肠道吸收的影响

$$酸性药物：\lg\frac{[HA]}{[A^-]} = pK_a - pH$$

$$碱性药物：\lg\frac{[B]}{[HB^+]} = pH - pK_a$$

酸性药物 $pK_a >$ 消化道 pH ——→分子型药物〔HA〕所占比例高。

酸性药物 $pK_a =$ 消化道 pH ——→分子型药物〔HA〕和解离型药物〔A$^-$〕各占一半。

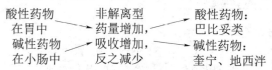

特殊记忆：

　　碱性极弱药物如咖啡因和茶碱，在酸性介质中解离较小，在胃中吸收。

　　强碱性药物如胍乙啶在整个胃肠道中多是离子化的，消化道吸收较差。

---

2. 对中枢神经影响

pK_a小──→容易解离──→难以透过血-脑屏障进入中枢发挥作用。

pK_a大──→不易解离──→容易透过血-脑屏障进入中枢发挥作用。

注：均在生理 pH 条件下。

第二节　药物结构与药物活性

必备考点提示

化学药物的主要结构骨架与典型官能团对生物活性的影响。

必备考点精编

一、药物典型官能团对生物活性影响

官能团	对生物活性影响
烃基	可改变溶解度、解离度、分配系数，还可增加位阻，从而增加稳定性
卤素	可影响药物分子间的电荷分布和脂溶性及药物作用时间
羟基	可增强与受体的结合力，增加水溶性
巯基	引入巯基时，脂溶性比相应的醇高，更易于吸收
醚	醚类化合物由于醚中的氧原子有孤对电子，能吸引质子，具有亲水性。碳原子具有亲脂性，使醚类化合物在脂-水交界处定向排布，易于通过生物膜
硫醚	可氧化成亚砜或砜，极性强于硫醚
磺酸	使化合物的水溶性和解离度增加，不易通过生物膜，导致生物活性减弱，毒性降低
羧酸	羧酸水溶性及解离度均比磺酸小，羧酸成盐可增加其水溶性。解离度小的羧酸可与受体的碱性基团结合，因而对增加活性有利

官能团	对生物活性影响
酯	可增大脂溶性，易被吸收
酰胺	酰胺类药物易与生物大分子形成氢键，增强与受体的结合能力
胺类	①易与核酸或蛋白质的酸性基团成盐； ②能与多种受体结合，表现出多样的生物活性，能与多种受体结合，表现出多样的生物活性

二、药物化学结构与生物活性

1. 药物作用与靶标结合的化学本质

结合类型		举例说明/特点
共价键键合		烷化剂类抗肿瘤药物与 DNA 中鸟嘌呤碱基形成共价结合键，产生细胞毒活性
非共价键的键合	氢键	①磺酰胺类利尿药通过氢键和碳酸酐酶结合，其结合位点与碳酸和碳酸酐酶的结合位点相同 ②水杨酸甲酯，由于形成分子内氢键，用于肌肉疼痛的治疗 ③对羟基苯甲酸甲酯的酚羟基则无法形成分子内氢键，对细菌生长具有抑制作用
	离子-偶极和偶极-偶极相互作用	常见于羰基类化合物，如乙酰胆碱和受体的作用
	电荷转移复合物	抗疟药氯喹可以插入到疟原虫的 DNA 碱基对之间形成电荷转移复合物
	疏水性相互作用	
	范德华引力	范德华引力是非共价键键合方式中最弱的一种。范德华引力随着分子间的距离缩短而加强

2. 药物的手性特征及其对药物作用的影响

类型	举 例
对映异构体之间具有等同的药理活性和强度	普罗帕酮 氟卡尼

续表

类型	举　例
对映异构体之间产生相同的药理活性，但强弱不同	氯苯那敏：右旋体活性高于左旋体 萘普生：(S)-$(+)$-对映体的抗炎和解热、镇痛活性约为(R)-$(-)$-对映体的 10～20 倍
对映异构体中一个有活性，一个没有活性	L-甲基多巴：仅 L-构型的化合物有效 氨己烯酸：只有(S)-对映体是 GABA 转氨酶抑制剂
对映异构体之间产生相反的活性	①$(+)$-哌西那朵具有阿片样作用，而$(-)$-对映体则呈拮抗作用 ②扎考必利通过作用于 5-HT_3 受体而起效，其中(R)-对映体为 5-HT_3 受体拮抗剂，(S)-对映体为 5-HT_3 受体激动剂 ③利尿药依托唑啉的左旋体具有利尿作用，而其右旋体则有抗利尿作用
对映异构体之间产生不同类型的药理活性	①右丙氧酚是镇痛药，而左丙氧酚则为镇咳药 ②对映异构体奎宁为抗疟药，奎尼丁则为抗心律失常药
一种对映体具有药理活性，另一对映体具有毒性作用	①氯胺酮为中枢性麻醉药物，只有(S)-$(+)$-对映体才具有麻醉作用，而(R)-$(-)$-对映体则产生中枢兴奋作用 ②抗结核病药乙胺丁醇，D-对映体活性比 L-对映体强 200 多倍，而毒性也较 L-型小得多 ③丙胺卡因为局麻药，两种对映体的作用相近，但(R)-$(-)$对映体在体内迅速水解，生成可导致高铁血红蛋白血症的邻甲苯胺，具有血液毒性

第三节　药物化学结构与药物代谢

 必备考点提示

1. 药物结构与第 I 相生物转化的规律。
2. 药物结构与第 II 相生物转化的规律。

必备考点精编

一、药物结构与第Ⅰ相生物转化的规律

所含结构			代谢类型及产物
芳环			氧化生成酚
烯烃			生成环氧化物
炔烃			端基炔烃氧化生成烯酮中间体
饱和碳原子			碳链末端氧化生成羟基，进一步发生 ω-/$\omega-1$ 氧化
卤素			氧化脱卤素
胺类			①N-脱烷基化和脱氨反应； ②发生 N-氧化反应
氧	醚类		氧化 O-脱烷基化反应，生成醇、酚和羰基化合物
氧	醇类和羧酸类		脱氢氧化得到相应羰基化合物
	酮类		酶催化代谢生成相应仲醇
硫	硫醚		①S-脱烷基 ②S-氧化
	硫羰基		氧化脱硫
	亚砜类		氧化成砜或还原成硫醚
硝基			还原生成氨基
酯和酰胺			代谢生成酸、醇或胺

二、药物结构与第Ⅱ相生物转化的规律

第Ⅱ相生物转化分类
- 与葡萄糖醛酸的结合反应
- 与硫酸的结合反应
- 与氨基酸的结合反应
- 与谷胱甘肽的结合反应
- 乙酰化结合反应
- 甲基化结合反应

高频考点速记

1. 酸类药物成酯后，其理化性质变化是：脂溶性增大，易吸收。

2. 利多卡因在体内代谢如下，其发生的第Ⅰ相生化转化反应是：N—脱烷基化。

3. 不属于葡萄糖醛酸结合反应的类型是：P-葡萄糖醛苷化。

4. 有机药物多数为弱酸或弱碱，在体液中只能部分解离，已解离的形式非解离的形式同时存在于体液中，当 pH = pK_a 时，分子型和离子型药物所占的比例分别为：50% 和 50%。

5. 关于药物物理化学性质的说法，错误的是：药物的脂溶性越高，药物在体内的吸收越好。

6. 下列以共价键方式结合的抗肿瘤药物为：环磷酰胺。

7. 人体胃液 pH 约 0.9~1.5，下面最易吸收的药物是：苯巴比妥（弱酸 pK_a 7.4）。

8. 属于药物代谢第Ⅱ相反应的是：乙酰化结合反应。

9. （对比记忆）

（1）阿替洛尔属于第Ⅲ类，是高水溶性、低渗透性的水溶性分子药物，其体内吸收取决于：渗透效率。

（2）卡马西平属于第Ⅱ类，是低水溶性，高渗透性的亲脂性分子药物，其体内吸收取决于：溶解速率。

10.（对比记忆）

（1）乙酰胆碱与受体的作用，形成的主要键合类型是：离子–偶极和偶极–偶极相互作用。

（2）烷化剂环磷酰胺与 DNA 碱基之间，形成的主要键合类型是：共价键。

（3）碳酸与碳酸酐酶的结合，形成的主要键合类型是：氢键。

11.（对比记忆）

（1）肾小管中，弱酸在酸性尿液中是：解离少，重吸收多，排泄慢。

（2）肾小管中，弱酸在碱性尿液中是：解离少，重吸收多，排泄慢。

（3）肾小管中，弱碱在酸性尿液中是：解离多，重吸收少，排泄快。

12.（对比记忆）

（1）可氧化成亚砜或砜，使极性增加的官能团是：硫醚。

（2）有较强的吸电子性，可增强脂溶性及药物作用时间的官能团是：卤素。

（3）可与醇类成酯，使脂溶性增大，利于吸收的官能团是：羧酸。

13.（对比记忆）

（1）含有甲磺酸酯结构的抗肿瘤药物白消安，在体内的代谢反应是：与谷胱甘肽的结合反应。

（2）含有儿茶酚胺结构的肾上腺素，在体内发生 COMT 失活代谢反应是：甲基化结合反应。

14. 属于第Ⅱ相生物转化的反应有：①对乙酰氨基酚

和葡萄糖醛酸的结合反应；②沙丁胺醇和硫酸的结合反应；③白消安和谷胱甘肽的结合反应；④对氨基水杨酸的乙酰化结合反应；⑤肾上腺素的甲基化结合反应。

15. 下列药物属于手性药物的是：氯胺酮

乙胺丁醇 、 氨氯地平 。

第三章 药物固体制剂和液体制剂与临床应用

第一节 固体制剂

 必备考点提示

1. 固体制剂的分类、特点与一般质量要求。
2. 散剂、颗粒剂、片剂及胶囊剂的分类、特点与质量要求。
3. 片剂常用辅料与作用。
4. 片剂常见问题及原因。
5. 片剂包衣目的、种类和常用包衣材料分类与作用。
6. 散剂、颗粒剂、片剂及胶囊剂的典型处方分析。

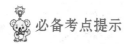 **必备考点精编**

一、固体制剂

固体制剂
- 分类
  - ①按剂型分类：散剂、颗粒剂、胶囊剂和片剂等
  - ②按释药速度分类：速释，缓释、控释和普通固体制剂等
- 特点
  - ①以固体形式给药，可供口服或外用
  - ②物理、化学稳定性好，生产工艺较成熟，生产成本较低
  - ③制备过程的前处理需经历相同的单元操作
  - ④药物在体内需先溶解后再被吸收进入血液循环
  - ⑤剂量较易控制
  - ⑥贮存、运输、服用以及携带方便

表 3-1　固体制剂质量检查要求

剂型种类	质量检查项目	限度要求
散剂	粒度	化学局部用散剂、儿科中药散剂和用于烧伤或严重创伤的外用散剂：通过七号筛的粉末重量≥95%
	外观均匀度	应色泽均匀
	干燥失重	105℃干燥至恒重，减失重量不得过2.0%
	水分	水分含量不得过9.0%
	装量和装量差异	多剂量包装的符合药典要求
	无菌和微生物限度	用于烧伤或者创伤局部用散剂应符合无菌要求
		微生物限度检查符合药典相关规定
颗粒剂	粒度	不能通过一号筛与能通过五号筛的总和不得超过供试量的15%
	干燥失重	减失重量不得过2.0%
	溶化性	可溶性颗粒和泡腾颗粒应符合药典规定
	微生物限度、装量和装量差异	符合药典要求
胶囊剂	水分、装量差异（含量均匀度）、崩解时限（溶出度）和微生物限度	符合药典要求
片剂	外观均匀度	应完整光洁、色泽均匀
	硬度	适宜并具有一定的耐磨性
	含量限度、重量差异或含量均匀度、崩解时限（溶出度和释放度）和微生物限度	符合药典要求

二、散剂与颗粒剂

表 3-2　散剂与颗粒剂概述

		散剂	颗粒剂
定义		原料药物或与适宜的辅料经粉碎、均匀混合制成的干燥粉末状制剂	药物与适宜的辅料混合制成的具有一定粒度的干燥颗粒状制剂,供口服用
分类	按使用方法	口服用散剂 局部用散剂	①混悬颗粒 ②泡腾颗粒 ③肠溶颗粒 ④缓释颗粒 ⑤控释颗粒
	按药物的组成数目	单散剂 复散剂	
	按剂量	分剂量散剂 不分剂量散剂	
特点		①粒径小、比表面积大、易分散和起效快 ②外用覆盖面大,兼具保护、收敛等作用 ③制备工艺简单,剂量易于控制,便于特殊群体使用 ④包装、贮存、运输及携带较方便 ⑤对光、湿、热敏感的药物一般不宜制成散剂	①分散性、附着性、团聚性及引湿性较小 ②提高患者顺应性 ③通过包衣,可使颗粒具有不同性质 ④防止复方散剂各组分由于粒度或密度差异而产生离析
质量要求		①口服散剂:细粉;局部用散剂:最细粉 ②干燥、疏松、混合均匀及色泽一致 ③多剂量包装者附分剂量用具 ④含有毒性药的口服散剂单剂量包装 ⑤密闭或密封贮存	①药物与辅料均匀混合 ②挥发性或遇热不稳定药物制备时控制温度 ③包衣颗粒根据需要检查残留溶剂 ④干燥、颗粒均匀及色泽一致 ⑤无吸潮、软化、结块及潮解等现象 ⑥密封干燥处贮存

续表

	散　剂	颗粒剂
临床应用	①外用或局部外用：清洁、干燥患处，取产品适量撒于患处 ②内服：温开水冲服	温水冲服
注意事项	①外用散剂，切忌内服，不可入眼、口、鼻等黏膜处 ②用药期间保持皮肤干净及排汗通畅 ③暑热时不宜冷水激身 ④活性菌类散剂不能与抗生素类药物同服	①可溶型、泡腾型颗粒剂温开水冲服，切忌放入口中用水送服 ②混悬型颗粒剂冲服如有部分药物不溶解也一并服用 ③中药颗粒剂不宜用铁质或铝制容器冲服
举例	六一散	板蓝根颗粒 主药：板蓝根 稀释剂：糊精、蔗糖（兼矫味）

三、片剂

（一）片剂的种类

表 3-3　片剂的种类及其特点

定义：药物与适宜的辅料混匀压制而成的圆片状或异形片状的固体制剂	
种类	**定义及特点**
普通压制片	药物与适宜的辅料制成的、未包衣的圆片状或异形片状的固体制剂，亦称素片或片芯
含片	含于口腔中缓慢溶化产生局部或全身作用的片剂
	药物：易溶性
	主要起局部消炎、杀菌、收敛、止痛或局部麻醉作用

续表

种类	定义及特点
舌下片	置于舌下能迅速溶化，药物经舌下黏膜吸收发挥全身作用的片剂
	药物、辅料：易溶性
	主要适用于急症的治疗
口腔贴片	粘贴于口腔，经黏膜吸收后起局部或全身作用的片剂
咀嚼片	咀嚼后吞服的片剂
	填充剂和黏合剂：甘露醇、山梨醇和蔗糖等
	硬度适宜
可溶片	临用前能溶解于水的非包衣片或薄膜包衣片剂
	应溶解于水中，溶液可呈轻微乳光
	可供口服、外用及含漱等
泡腾片	含有碳酸氢钠和有机酸，遇水可产生气体而呈泡腾状的片剂
	药物：易溶性，加水产生气泡后溶解
	有机酸：枸橼酸、酒石酸及富马酸等
阴道片与阴道泡腾片	置于阴道内使用的片剂
	形状易置于阴道内，在阴道内易溶化、溶散或融化、崩解并释放药物
	主要起局部消炎杀菌作用，也可给予性激素类药物
	具有局部刺激性的药物，不得制成阴道片
肠溶片	肠溶性包衣材料进行包衣的片剂
	在胃内分解失效、对胃刺激或控制在肠道内定位释放药物制成肠溶片
	结肠定位肠溶片：治疗结肠部位疾病

（二）片剂的特点

片剂的特点
- 优点
  - ①剂量准确、服用方便
  - ②化学性质稳定
  - ③生产机械化、自动化程度高，生产成本低、产量大，售价较低
  - ④种类较多，可满足不同临床医疗需要，应用广泛
  - ⑤运输、使用及携带方便
- 缺点
  - ①幼儿及昏迷患者等不易吞服
  - ②制备工序较其他固体制剂多，技术难度高
  - ③含挥发性成分的片剂，贮存期内含量会下降

（三）片剂的质量要求

表 3-4　片剂的质量要求

项　目	要　求	
外观	色泽均匀，外观光洁	
硬度	适中，普通片剂在 50N 以上	
脆碎度	合格：小于 1%	
崩解度或溶出度	崩解时限 ①普通片：15 分钟 ②分散片、可溶片：3 分钟 ③舌下片、泡腾片：5 分钟 ④薄膜衣片：30 分钟	
	肠溶衣片	盐酸溶液中 2 小时内不得有裂缝、崩解或软化现象
		pH 6.8 磷酸盐缓冲液中 1 小时内全部溶解并通过筛网
含量均匀度	小剂量的药物或作用比较剧烈的药物符合要求	
片重差异	平均片重<0.30g，片重差异限度为±7.5%	
	平均片重≥0.30g，片重差异限度为±5.0%	

（四）片剂的常用辅料

表 3-5　片剂常用辅料及其特点

定义：片剂处方中除药物以外的所有附加物的总称		
种类	特点	常用品种
稀释剂（填充剂）	充填片剂的重量或体积，便于压片时添加的附加剂	淀粉 乳糖 糊精 蔗糖 预胶化淀粉 微晶纤维素 无机盐类（包括磷酸氢钙、硫酸钙、碳酸钙等） 甘露醇
	化学、生理学惰性	
	不影响药物有效成分的生物利用度	
润湿剂	本身没有黏性，通过润湿物料诱发物料黏性	蒸馏水 乙醇
黏合剂	依靠本身所具有的黏性赋予无黏性或黏性不足的物料适宜黏性	淀粉浆 甲基、乙基、羟丙、羟丙甲纤维素 羧甲基纤维素钠 聚维酮 明胶 聚乙二醇
崩解剂	促使片剂在胃肠液中迅速破裂成细小颗粒的辅料	干淀粉 羧甲淀粉钠（CMS-Na） 低取代羟丙基纤维素（L-HPC） 交联羧甲基纤维素钠（CCMC-Na） 交联聚维酮（PVPP） 泡腾崩解剂（碳酸氢钠和枸橼酸或柠檬酸、富马酸与碳酸钠、碳酸钾、碳酸氢钾）

续表

种类	定义及特点		常用品种
润滑剂（广义）	①助流剂	降低颗粒之间摩擦力	硬脂酸镁（MS） 微粉硅胶 滑石粉 氢化植物油 聚乙二醇类 十二烷基硫酸钠
		改善粉体流动性	
		减少重量差异	
	②抗黏剂	防止黏冲	
		改善片剂外观	
	③润滑剂（狭义）	降低物料与模壁之间的摩擦力	
着色剂	改善片剂的外观，使其便于识别		
芳香剂和甜味剂	改善片剂口味		芳香剂：芳香油、香精等 甜味剂：阿司帕坦、蔗糖等

（五）片剂制备中的常见问题及原因

表 3-6　片剂制备中的常见问题及原因

片剂制备中常见问题	原因
裂片	①细粉太多 ②物料塑性较差，结合力弱
松片	①黏性力差 ②压缩压力不足
崩解迟缓	①片剂的压力过大，导致内部空隙小，影响水分渗入 ②增塑性物料或黏合剂使片剂的结合力过强 ③崩解剂性能较差

续表

片剂制备中常见问题	原　因
溶出超限	①颗粒过硬 ②药物的溶解度差
含量不均匀	①片重差异超限 ②药物的混合度差 ③可溶性成分的迁移

（六）片剂的包衣

表3-7　片剂包衣概述

项目	内　容	
定义	在片剂（片芯或素片）表面包裹上一定厚度的衣膜，也用于颗粒或微丸的包衣	
基本类型	糖包衣	
	薄膜 包衣	①胃溶型
		②肠溶型
		③水不溶型
	压制包衣	
目的	①掩盖药物的苦味或不良气味，改善用药顺应性，方便服用 ②防潮、避光，以增加药物的稳定性 ③可用于隔离药物，避免药物间的配伍变化 ④改善片剂的外观，提高流动性和美观度 ⑤控制药物在胃肠道的释放部位，实现胃溶、肠溶或缓控释等目的	

表3-8　包衣材料概述

包衣材料的种类		作用或特性	常用包衣材料
糖包衣 材料	隔离层	隔离作用，防止水分透入片芯	①玉米朊乙醇溶液 ②邻苯二甲酸醋酸纤维素乙醇溶液 ③明胶浆

续表

包衣材料的种类		作用或特性	常用包衣材料
糖包衣材料	粉衣层	消除片芯边缘棱角	滑石粉、蔗糖粉、明胶、阿拉伯胶或蔗糖的水溶液
	糖衣层	使表面光滑、细腻	适宜浓度的蔗糖水溶液
	有色糖衣层	—	蔗糖水溶液+色素
薄膜包衣材料	胃溶型（普通型）	可在水或胃液中溶解	①羟丙甲纤维素（HPMC）②羟丙纤维素（HPC）③丙烯酸树脂Ⅳ号④聚乙烯吡咯烷酮⑤聚乙烯缩乙醛二乙氨乙酸（AEA）
	肠溶型	胃中不溶；在pH较高的水及肠液中溶解	①虫胶②醋酸纤维素钛酸酯（CAP）③丙烯酸树脂类（Ⅰ、Ⅱ、Ⅲ类）④羟丙甲纤维素酞酸酯（HPMCP）
	水不溶型	水中不溶解的高分子薄膜材料	①乙基纤维素（EC）②醋酸纤维素
增塑剂	水溶性	①改变高分子薄膜的物理机械性质②使其更柔顺③增加可塑性	①丙二醇②甘油③聚乙二醇
	非水溶性		①甘油三醋酸酯②乙酰化甘油酸酯③邻苯二甲酸酯
致孔剂（释放调节剂）		改善水不溶性薄膜衣的释药速度	①蔗糖②氯化钠③表面活性剂④聚乙二醇（PEG）

续表

包衣材料的种类	特性及应用	常用包衣材料
着色剂	①增加片剂的识别性 ②改善片剂外观	①水溶性色素 ②水不溶性色素 ③色淀
遮光剂	增加药物对光的稳定性	二氧化钛

（七）片剂临床应用与注意事项

表 3-9　片剂临床应用与注意事项

	临床应用		注意事项
口服片剂	①裂痕片和分散片可分劈使用 ②其他片剂均不宜分劈服用 ③避免片剂粉碎或联合其他药物外用		①整片服用 ②按照医嘱或药品使用说明书服用
口腔用片剂	舌下片	①需要立即起效的情况 ②避免肝脏首过效应的情况	①置于舌下，勿掰开、吞服 ②10 分钟内禁止饮水或饮食
	口含片	缓解咽干、咽痛等	①置于舌底溶化分解 ②5 岁以下幼儿选用圈式中空含片 ③不宜长期服用
阴道片及阴道泡腾片	适用于治疗阴道炎症及其相关疾病		①使用前清洗双手及阴道内、外分泌物 ②临睡前使用 ③给药后 1~2 小时内尽量不排尿，以免影响药效 ④用药期间避免性生活 ⑤避开经期使用

（八）片剂举例

表 3-10　片剂典型处方分析

	盐酸西替利嗪咀嚼片	硝酸甘油片	伊曲康唑片	维生素 C 钙泡腾片
主药	盐酸西替利嗪	硝酸甘油	伊曲康唑	维生素 C、葡萄糖酸钙
填充剂	甘露醇（兼矫味）、微晶纤维素、预胶化淀粉和乳糖	乳糖、蔗糖（兼矫味）	淀粉、糊精	—
崩解剂	—	—	羧甲基淀粉钠	碳酸氢钠、碳酸钙和柠檬酸、苹果酸、富马酸
黏合剂	聚维酮乙醇溶液			
润滑剂	硬脂酸镁	硬脂酸镁	硬脂酸镁和滑石粉	
矫味剂	苹果酸、阿司帕坦	—	—	甜橙香精

四、胶囊剂

表 3-11　胶囊剂概述

定义	原料药物与适宜辅料充填于空心胶囊或密封于软质囊材中的固体制剂	
分类	根据囊壳的差别	①硬胶囊 ②软胶囊
	根据对药物溶解度和释放模式的不同	①硬胶囊 ②软胶囊 ③缓释胶囊 ④控释胶囊 ⑤肠溶胶囊

续表

特点	优点	①掩盖药物的不良嗅味，提高药物稳定性 ②起效快、生物利用度高 ③使液态药物固态化 ④药物的缓释、控释和定位释药
	局限性	①易受温度和湿度的影响 ②生产成本高 ③特殊人群口服困难 ④易改变囊壁性质的药物不易制成胶囊剂
	易改变囊壁性质的药物	①使囊壁溶化的水溶液或稀乙醇溶液药物 ②使囊壁软化的风化性药物 ③会导致囊壁脆裂的强吸湿性的药物 ④使明胶变性的醛类药物 ⑤使囊材软化或溶解的含有挥发性、小分子有机物的液体药物 ⑥使囊壁变软的 O/W 型乳剂药物
临床应用与 注意事项	临床应用	口服，温水送服
	注意事项	①整粒吞服，勿去除囊壳 ②10℃~25℃，相对湿度 35%~65% 条件下保存
举例	克拉霉素胶囊	注解	主药：克拉霉素 稀释剂：淀粉 崩解剂：淀粉和 L-HPC 黏合剂：淀粉浆 助流剂：微粉硅胶 润滑剂：硬脂酸镁
	硝苯地平胶丸（软胶囊）	注解	主药：硝苯地平 分散介质：PEG 400 保湿剂：甘油

表 3-12　胶囊剂的质量要求

项目	要　求		
水分	中药硬胶囊剂水分含量不得过 9.0% 硬胶囊内容物为液体或半固体者不检查水分		
装量差异	平均装量或标示装量<0.30g，装量差异限度为±10% 平均装量或标示装量≥0.30g，装量差异限度为±7.5% （中药±10%）		
崩解度或溶出度	崩解时限	硬胶囊 30 分钟	
		软胶囊 1 小时	
	肠溶胶囊	盐酸溶液中 2 小时（不加挡板），不得有裂缝或崩解现象	
		人工肠液中（加挡板），1 小时应全部崩解	
	结肠肠溶胶囊	盐酸溶液中 2 小时（不加挡板），不得有裂缝或崩解现象	
		pH 6.8 磷酸盐缓冲液检查 3 小时（不加挡板），不得有裂缝或崩解现象	
		pH7.8 磷酸盐缓冲液检查（加挡板），1 小时应全部崩解	

 高频考点速记

1. 胃溶性薄膜衣材料：羟丙甲纤维素（HPMC）。

2. 片剂崩解时限的表述正确的是：①普通片剂的崩解时限是 15 分钟；②分散片、可溶片为 3 分钟；③舌下片、泡腾片为 5 分钟；④薄膜衣片为 30 分钟；⑤肠溶衣片要求在盐酸溶液中 2 小时内不得有裂缝、崩解或软化现象，在 pH 6.8 磷酸盐缓冲液中 1 小时内全部溶解并通过筛网等。

3. 以丙烯酸酯、羟丙甲纤维素包衣制成的片剂是：薄膜衣片。

4. 以碳酸氢钠和枸橼酸为崩解剂的片剂是：泡腾片。

5. 在包制薄膜衣的过程中，所加入的二氧化钛是：遮光剂。

6. 在包制薄膜衣的过程中，所加入的邻苯二甲酸二乙酯是：增塑剂。

7. 空胶囊组成中，山梨醇的作用为：增塑剂。

8. 空胶囊组成中，二氧化钛的作用为：遮光剂。

9. 胶囊剂包括：硬胶囊、软胶囊、缓释胶囊、控释胶囊和肠溶胶囊。

10. 影响片剂成型的因素有：原辅料性质；黏合剂与润滑剂；水分。

11. 有关片剂的正确表述是：缓释片是指能够延长药物作用时间的片剂。

12. 可用作粉末直接压片的助流剂，但价格较贵的辅料是：微粉硅胶。

13. 主要作为助流剂使用，可将颗粒表面的凹陷填满补平改善颗粒流动性的辅料是：滑石粉。

14. 丙烯酸树脂类属于：胃溶性薄膜衣材料。

15. 微晶纤维素属于：固体分散体载体材料。

16. 属于肠溶包衣材料的是：Ⅱ号、Ⅲ号丙烯酸树脂。

17. 属于片剂的润滑剂的是：硬脂酸镁、聚乙二醇6000。

18. 属于片剂的填充剂的是：乳糖。

19. 属于片剂的润湿剂的是：乙醇。

20. 包衣的目的是：掩盖苦味、防潮、防止药物的配伍变化、改善片剂的外观。

21. 包衣的目的不包括：加快药物的配伍变化。

22. 水不溶性包衣材料是：醋酸纤维素。

23. 胶囊剂质量检查项目：水分、装量差异及含量均匀度、崩解时限、微生物限度。

24. 胶囊剂质量检查项目不包括：硬度。

25. 既可以作片剂的填充剂（稀释剂），也可作为粉末直接压片黏合剂的是：微晶纤维素。

26. 粉末直接压片的助流剂是：微粉硅胶。

27. 交替加入高浓度糖浆、滑石粉的操作过程是：包粉衣层。

28. 加入稍稀的糖浆并逐次减少用量的操作过程是：包糖衣层。

29. 常用于硬胶囊内容物中的助流剂是：二氧化硅。

30. 可用于软胶囊中的分散介质是：聚乙二醇400。

31. 凡已规定检查含量均匀度的片剂，不必进行：片重差异检查。

32. 凡已规定检查溶出度的片剂，不必进行：崩解度检查。

33. 属于胃溶性的薄膜衣有：羟丙纤维素、羟丙甲纤维素、丙烯酸树脂Ⅵ号。

34. 颗粒剂质量检查不包括：热原检查。

35. 下列不是润滑剂的是：硬脂酸钠。

36. 颗粒不够干燥或药物易吸湿，压片时会产生：黏冲。

37. 片剂硬度过小会引起：松片。

38. 颗粒粗细相差悬殊或颗粒流动性差时会产生：片重差异超限。

39. 不影响片剂成型的原辅料的理化性质是：颜色。

40. 适合制成胶囊剂的药物是：具有臭味的药物。

41. 片剂辅料中的崩解剂是：交联聚乙烯吡咯烷酮。

42. 控释膜包衣材料：醋酸纤维素。

43. 片剂薄膜包衣材料：**HPMC**。

44. 属于肠溶型包衣材料的是：**邻苯二甲酸醋酸纤维素**。

45. 属于胃溶型包衣材料的是：**羟丙甲纤维素**。

46. 醋酸纤维素酞酸酯的英文缩写是：**CAP**。

47. 羟丙纤维素的英文缩写是：**HPC**。

48. 微晶纤维素的英文缩写是：**MCC**。

49. 乙基纤维素的英文缩写是：**EC**。

50. 影响片剂成型的因素不包括：**颗粒色泽、压片机冲的多少**。

51. 不适合粉末直接压片的辅料是：**蔗糖**。

52. 能够恒速释放药物的颗粒剂是：**控释颗粒**。

53. 能够避免药物受胃肠液及酶的破坏而迅速起效的片剂是：**舌下片**。

54. 规定在20℃左右的水中3分钟内崩解的片剂是：**分散片**。

55. 关于散剂特点的说法，错误的是：**尤其适宜湿敏感药物**。

56. （对比记忆）

（1）主要辅料中含有氢氟烷烃等抛射剂的剂型是：**气雾剂**。

（2）主要辅料是碳酸氢钠和有机酸的剂型是：**泡腾片**。

57. （对比记忆）

片剂的薄膜包衣材料通常由高分子成膜材料组成，并可添加增塑剂、致孔剂（释放调节剂）、着色剂与遮光剂等。

（1）常用的致孔剂是：**蔗糖**。

（2）常用的增塑剂是：**丙二醇**。

58. 适宜作片剂崩解剂的是：**羧甲基淀粉钠**。

59.（对比记忆）

（1）普通片剂的崩解时限是：15分钟。

（2）泡腾片的崩解时限是：5分钟。

（3）薄膜包衣片的崩解时限是：30分钟。

第二节　液体制剂

 必备考点提示

1. 液体制剂的分类、特点和基本要求。

2. 液体制剂常用溶剂与附加剂。

3. 表面活性剂分类、特点、毒性与应用。

4. 液体制剂的典型处方分析。

5. 混悬剂常用稳定剂的性质、特点和应用。

6. 乳剂的组成、分类和特点，以及乳化剂与乳剂稳定性。

 必备考点精编

一、液体制剂概述

（一）液体制剂分类

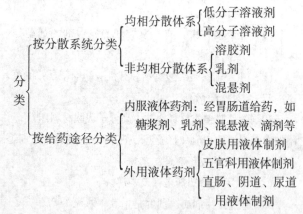

（二）液体制剂类型

表3-13　液体制剂类型及其特点

类　型		分散相大小（nm）	特　征
低分子溶液剂		<1	①真溶液 ②无界面，热力学稳定体系 ③扩散快，能透过滤纸和某些半透膜
胶体溶液	高分子溶液剂	1~100	①真溶液 ②热力学稳定体系 ③扩散慢，能透过滤纸
	溶胶剂		①胶态分散形成多相体系 ②有界面，热力学不稳定体系 ③扩散慢，能透过滤纸
混悬剂		>500	①固体微粒分散形成多相体系 ②有界面，动力学和热力学均不稳定体系 ③非均相系统
乳剂		>100	①液体微粒分散形成多相体系 ②有界面，动力学和热力学均不稳定体系 ③非均相系统

（三）液体制剂特点、质量要求及包装与贮存

表3-14　液体制剂特点、质量要求及包装与贮存

	特点	质量要求	包装	贮存
优点	①吸收快、作用迅速 ②给药途径广泛 ③使用方便 ④减少如溴化物、碘化物及水合氯醛等的刺激性	①非均相制剂的药物粒子分散均匀 ②口服制剂外观良好，口感适宜 ③外用制剂无刺激性 ④保存和使用过程不霉变	①针对制剂特点，选用包装材料 ②包装材料：容器、瓶塞、瓶盖、纸盒及塑料盒等 ③口服液体制剂、乳剂、含醇及挥发性成分制剂：琥珀色玻璃瓶包装；洗剂、滴眼剂：塑料容器包装	①密闭、洁净及阴凉干燥处贮存 ②量小及对热敏感者冷藏贮存 ③对光敏感者避光贮存

续表

特点	质量要求	包装	贮存
缺点	①化学、物理学不稳定性 ②携带、运输及贮存不便 ③容易霉变	⑤包装容器适宜，方便患者携带和使用	④医院液体制剂：内服：白底蓝字或黑字；外用：白底红字或黄字	④医院液体制剂临时配制或减少生产批量

（四）液体制剂常用溶剂及附加剂

表 3-15　液体制剂常用溶剂及附加剂

	特　点	举　例
常用溶剂	—	①极性溶剂：水、甘油和二甲基亚砜 ②半极性溶剂：乙醇、丙二醇和聚乙二醇 ③非极性溶剂：脂肪油、液状石蜡和乙酸乙酯
增溶剂	①具增溶能力 ②表面活性剂	①聚山梨酯类 ②聚氧乙烯脂肪酸酯类
助溶剂	①与药物形成可溶性分子间络合物、缔合物或复盐等 ②多为低分子化合物	①无机化合物：碘化钾 ②有机酸及其盐：苯甲酸 ③酰胺或胺类化合物：乙二胺 ④水溶性高分子化合物：聚乙烯吡咯烷酮
潜溶剂	形成氢键，增加药物溶解度	与水形成潜溶剂的有：乙醇、丙二醇、甘油和聚乙二醇等
防腐剂	抑制微生物生长繁殖	①对羟基苯甲酸酯类（尼泊金类）：可与苯甲酸联用，不用于含聚山梨酯类的药物溶液中 ②苯甲酸（钠）：与尼泊金类合用 ③山梨酸（钾）：可用于含聚山梨酯类的药物溶液中 ④苯扎溴铵（新洁尔灭）：阳离子表面活性剂，多外用 ⑤其他：乙醇、苯酚等

续表

	特　点	举　例
矫味剂	分为甜味剂、芳香剂、胶浆剂和泡腾剂	甜味剂：天然（蔗糖、甘露醇和山梨醇等），合成（阿司帕坦、糖精钠）
		芳香剂：天然（柠檬、薄荷挥发油），人造（水果香精）
		胶浆剂：阿拉伯胶、羧甲基纤维素钠、琼脂、明胶和甲基纤维素
		泡腾剂：碳酸氢钠和有机酸
着色剂		①天然色素：植物色素、矿物色素
		②合成色素：有苋菜红、柠檬黄、胭脂红、苋菜红和日落黄

二、表面活性剂

1. 定义　使液体表面张力显著下降的物质，具两亲性。

2. 分类　有多种分类方法，下面主要介绍根据分子组或特点和极性基团的解离性质分类，分为阴离子、阳离子、两性离子和非离子表面活性剂。

表 3-16　表面活性剂的分类与特点

种　类		举　例	特点及应用
阴离子型	高级脂肪酸盐（肥皂类）	通式：$(RCOO)_n^- M^+$ 碱金属皂、有机胺皂和碱土金属皂	碱金属皂、有机胺皂：O/W 型乳化剂 碱土金属皂：W/O 型乳化剂 只供外用
	硫酸化物	通式：$ROSO_3^- M^+$ 硫酸化蓖麻油、十二烷基硫酸钠（月桂醇硫酸钠）	硫酸化蓖麻油：去污剂、润湿剂和增溶剂 十二烷基硫酸钠：较强的乳化能力；外用乳膏的乳化剂
	磺酸化物	通式：$RSO_3^- M^+$ 二辛基琥珀酸磺酸钠、二己基琥珀酸磺酸钠和十二烷基苯磺酸钠	十二烷基苯磺酸钠：洗涤剂

续表

种　类	举　例	特点及应用
阳离子型	季胺盐类	苯扎氯铵、苯扎溴铵	杀菌、外用消毒和防腐剂

种　类		举　例	特点及应用
阳离子型	季胺盐类	苯扎氯铵、苯扎溴铵	杀菌、外用消毒和防腐剂
两性离子型	卵磷脂	豆磷脂、卵磷脂	注射用乳剂的主要乳化剂，脂质体的主要原料
	氨基酸型和甜菜碱型	—	
非离子型表面活性剂	脂肪酸山梨坦类（司盘类）	—	*HLB* 值为 1.8~8.6 W/O 型乳化剂 O/W 型乳剂的辅助乳化剂
	聚山梨酯类（吐温类）	—	O/W 型乳化剂 增溶剂、分散剂和润湿剂
	聚氧乙烯-聚氧丙烯共聚物（泊洛沙姆）	普朗尼克	具有乳化、润湿、分散、起泡和消泡等作用
	蔗糖脂肪酸酯	单酯、二酯、三酯及多酯	O/W 型乳化剂、分散剂
	聚氧乙烯脂肪酸酯（卖泽类）	聚氧乙烯 40 脂肪酸酯（卖泽 52）	O/W 型乳化剂
	聚氧乙烯脂肪醇醚类（苄泽类）	—	乳化剂或增溶剂

3. 表面活性
剂的毒性
$\begin{cases} \text{阳离子型>阴离子型>非离子型} \\ \text{两性离子型＜阳离子型} \\ \text{静脉给药>口服给药} \\ \text{聚氧乙烯烷基醚>聚氧乙烯芳基醚>聚氧乙} \\ \quad \text{烯脂肪酸酯>吐温类} \\ \text{吐温 20>吐温 60>吐温 40>吐温 80} \end{cases}$

表 3–17　表面活性剂的应用

应用		亲水亲油平衡（HLB）值或表面活性剂种类
增溶剂		—
乳化剂	W/O 型	3～8
	O/W 型	8～16
润湿剂		7～9
起泡剂和消泡剂		起泡剂：高 HLB 值；消泡剂：1～3
去污剂		13～16
消毒剂及杀菌剂		阳离子和两性离子表面活性剂

三、低分子溶液剂

表 3–18　常见低分子液体制剂特点及典型处方分析

类型	特　点	举　例
溶液剂	澄明，溶质不挥发，溶剂多为水	对乙酰氨基酚口服液
芳香水剂	①芳香挥发性药物 ②饱和或近饱和水溶液 ③水与乙醇混合溶剂制成浓芳香水剂 ④含芳香性植物药材的为露剂 ⑤澄明，无异臭、沉淀和杂质 ⑥浓度低、用量大及易霉败 ⑦可作矫味、矫嗅和分散剂使用	薄荷水 主药：薄荷油 分散剂：滑石粉（吸附助滤）
醑剂	①挥发性药物 ②浓乙醇溶液，含乙醇量一般为60%～90% ③药物浓度比芳香水剂大 ④贮存于密闭容器中，不宜长期贮存	复方薄荷脑醑

续表

类型	特 点	举 例
甘油剂	①溶剂：甘油 ②外用 ③引湿性大，密闭保存	碘甘油 主药：碘 助溶剂：碘化钾 溶剂：甘油
糖浆剂	①浓蔗糖水溶液 ②加防腐剂	复方磷酸可待因糖浆

表 3-19　其他低分子液体制剂概述

	特 点	质量要求	临床应用与注意事项	举 例
搽剂	①溶剂：乙醇、油、水或液状石蜡等 ②溶液、乳状液或混悬液 ③供无破损皮肤揉擦	①水：检查相对密度、pH ②乙醇：检查相对密度、pH 和乙醇量 ③油：检查酸败、折光率	①作用：镇痛、抗刺激 溶剂：乙醇 ②作用：保护 溶剂：油、液状石蜡 ③乳状液油水分离，振摇重新形成 ④混悬液出现沉淀，振摇易分散 ⑤异变质者临用现配	复方苯海拉明搽剂
涂剂	①溶剂：甘油、乙醇和植物油 ②溶液、乳状液、混悬液或无菌冻干制剂 ③供创伤面涂抹治疗用	①一般检查相对密度、pH 和最低装量 ②油：检查酸败、折光率	①乳状液油水分离，振摇重新形成 ②混悬液出现沉淀，振摇易分散 ③异变质者临用现配 ④启用后最多用 4 周	石灰搽剂：W/O 型乳剂

续表

	特　点	质量要求	临床应用与注意事项	举　例
涂膜剂	溶剂　乙醇	—	启用后最多用4周	痤疮涂膜剂主药：沉降硫、硫酸锌、氯霉素和樟脑醑润湿剂：甘油成膜材料：PVA溶剂：乙醇、蒸馏水
	成膜材料　①聚乙烯醇②聚乙烯吡咯烷酮③乙基纤维素④聚乙烯醇缩甲乙醛			
	增塑剂　①甘油②丙二醇③三乙酸甘油酯			
	外用			
洗剂	①溶液、乳状液和混悬液②供无破损皮肤或腔道用	相对密度、pH	①乳状液油水分离，振摇重新形成②混悬液出现沉淀，振摇易分散③异变质者临用现配	复方硫黄洗剂润湿剂：甘油助悬剂：羧甲基纤维素钠
灌肠剂	灌注于直肠	—	—	甘油灌肠剂

四、高分子溶液剂与溶胶剂

表 3-20　高分子溶液剂与溶胶剂特点、性质及典型处方分析

类别	特　点	基本性质	举　例
高分子溶液剂	高分子化合物以多分子形式分散形成	①稳定性（水化膜）②陈化现象（自发聚集沉淀）	胃蛋白酶合剂（不宜过滤）
	分类：亲水性和非水性		
	特点：荷电性、较高渗透压、黏度大、聚结性（水化膜）及胶凝性		

续表

类别	特　点	基本性质	举　例
溶胶剂	药物以多分子形式分散形成	影响其稳定性因素：双电层结构、水化膜和添加剂（电解质、高分子化合物和溶胶相互作用）	纳米银溶胶 主药：$AgNO_3$ 还原剂：柠檬酸钠
	稳定性，动力学（布朗运动）、光学（Tyndall 效应）及电学性质		

五、混悬剂

1. 混悬剂

（1）特点
- 有助于难溶性药物制成液体制剂
- 提高药物的稳定性
- 便于服用
- 掩盖药物不良气味
- 长效作用

（2）质量要求
- 沉降容积比（F）
- 重新分散性
- 微粒大小
- 絮凝度（β）
- 流变学

（3）布洛芬口服混悬剂
- 主药：布洛芬
- 助悬剂：羟丙甲纤维素、甘油
- 防腐剂：山梨醇
- 絮凝剂：枸橼酸

2. 混悬剂稳定剂

（1）润湿剂：表面活性剂（吐温、司盘类等），HLB 值 7~11。

（2）助悬剂 $\left\{\begin{array}{l}\text{低分子助悬剂：甘油、糖浆等}\\\text{高分子助悬剂}\left\{\begin{array}{l}\text{天然：果胶、琼脂等}\\\text{合成或半合成：纤维素}\\\qquad\text{类等}\end{array}\right.\\\text{硅皂土}\\\text{触变胶：单硬脂酸铝}\end{array}\right.$

（3）絮凝剂 与反絮 凝剂 $\left\{\begin{array}{l}\text{絮凝剂：电解质，降低 }\zeta\text{ 电位，形成絮}\\\qquad\text{状聚集体，振摇恢复}\\\text{反絮凝剂：电解质，升高 }\zeta\text{ 电位}\\\text{举例：枸橼酸（氢）盐、酒石酸（氢）}\\\qquad\text{盐、磷酸盐和氯化物等}\\\text{絮凝作用：阴离子}>\text{阳离子；价数越高，}\\\qquad\text{作用越强}\end{array}\right.$

六、乳剂

表 3-21 乳剂概述

组成	油相（O）、水相（W）和乳化剂
分类	①按分散系统：单乳、复乳 ②按乳滴大小：普通乳（1～100μm）、亚微乳（0.1～1.0μm）和纳米乳（10～100nm）
特点	①生物利用度高 ②掩盖药物不良臭味 ③减少刺激性及毒副作用 ④增加药物溶解度，提高稳定性 ⑤外用改善渗透性，静脉注射具靶向作用
质量要求	粒径、外观符合要求，无异嗅味、刺激性，流动性良好，不易霉变
举例（鱼肝油乳剂）	主药、油相：鱼肝油 乳化剂：阿拉伯胶 稳定剂：西黄蓍胶 矫味剂：糖精钠、杏仁油 防腐剂：羟苯乙酯

高分子化合物乳化剂：O/W 型乳化剂，阿拉伯胶、西黄蓍胶、明胶、杏树胶、卵黄和果胶等

乳化剂

表面活性剂

固体粉末乳化剂
①O/W 型：硅皂土、氢氧化镁、氢氧化铝、二氧化硅和白陶土等
②W/O 型：氢氧化钙、氢氧化锌和硬脂酸镁

表 3-22　常见乳剂的不稳定现象

现象	特　征	主要原因
分层（乳析）	放置后出现分散相粒子上浮或下沉	分散相与分散介质的密度差
絮凝	ζ 电位降低，可逆性的聚集现象	电解质和离子型乳化剂
合并与破裂	合并：乳滴周围的乳化膜出现部分破裂导致液滴合并变大	—
	破裂：液滴合并使乳剂油、水两相分离，不可逆过程	① 微生物污染，油的酸败 ②温度过高或过低 ③加入与乳化剂作用的物质
转相（转型）	乳剂类型的改变	①乳化剂性质转变 ②加入相反类型的乳化剂
酸败	使油、乳化剂发生变质	外界因素及微生物的影响

🐨 **高频考点速记**

　　1. 以非均匀分散体系构成的剂型包括：乳浊型；混悬型。

2. 下列液体制剂附加剂的作用为：水——极性溶剂；丙二醇——半极性溶剂；液状石蜡——非极性溶剂；聚乙二醇400——溶剂；苯甲酸——防腐剂；维生素E——抗氧剂；甘油——保湿剂；苯扎溴铵——抑菌剂；山梨酸——防腐剂。

3. 液体制剂特点的正确表述是：药物分散度大，吸收快，药效发挥迅速。

4. 关于液体制剂特点的说法，错误的是：携带、运输方便。

5. （对比记忆）

（1）药物以分子状态分散于液体分散溶媒中：溶液型。

（2）难溶性固体药物分散于液体分散溶媒中：混悬型。

（3）高分子化合物药物分散于液体分散溶媒中：胶体溶液型。

6. 不能用作液体药剂矫味剂的是：消泡剂。

7. 适用于偏酸性药液的水溶性抗氧剂是：焦亚硫酸钠。

8. 有关表面活性剂生物学性质的错误表述是：在表面活性剂中，非离子表面活性剂的毒性最大。

9. 有关HLB值的错误表述是：亲水性表面活性剂有较低的HLB值，亲油性表面活性剂有较高的HLB值。

10. 表面活性剂可用作：增溶剂；乳化剂；润湿剂。

11. 属于脂肪酸山梨坦类非离子表面活性剂的是：司盘80。

12. 属于聚山梨酯类非离子表面活性剂的是：吐温80。

13. 属于非离子表面活性剂的是：泊洛沙姆。

14. 通式为（RCOO-）$_n$M$^+$ 的阴离子表面活性剂是：硬脂酸钠。

15. 通式为 RNH$_3^+$X$^-$ 的阳离子表面活性剂是：苯扎溴铵。

16. 在不同 pH 介质中皆有表面活性的两性离子表面活性剂是：卵磷脂。

17. 在水中不发生解离的非离子表面活性剂是：聚山梨酯 80。

18. 表面活性剂的特性是：增溶作用；杀菌作用；*HLB*值；形成胶束。

19. 吐温类表面活性剂具有：增溶作用；润湿作用；乳化作用。

20. 吐温类表面活性剂溶血作用的顺序是：吐温 20>吐温 60>吐温 40>吐温 80。

21. 有关两性离子表面活性剂的错误表述是：两性离子表面活性剂分子结构中有酸性和碱性基因；氨基酸型和甜菜碱型两性离子表面活性剂是另一种天然表面活性剂。

22. 关于芳香水剂正确的表述有：芳香水剂系指挥发性药物的饱和或近饱和水溶液；浓芳香水剂系指用乙醇和水混合溶剂制成的含大量挥发油的溶液；芳香水剂应澄明。

23. 关于芳香水剂的错误表述是：芳香水剂系指芳香挥发性药物的稀水溶液；芳香水剂系指芳香挥发性药物的稀乙醇的溶液。

24. （对比记忆）

（1）专供咽喉、口腔清洗使用：含漱剂。

（2）专供涂抹，敷于皮肤使用：洗剂

（3）专供消除粪便使用：泻下灌肠剂

（4）专供滴入鼻腔内使用：滴鼻剂。

25. 有关涂膜剂的不正确表述是：处方由药物、成膜材料和蒸馏水组成。

26. 关于膜剂和涂膜剂的表述正确的是：涂膜剂系指将高分子成膜材料及药物溶解在挥发性有机溶剂中制成的可涂布成膜的外用胶体溶液制剂。

27. 关于糖浆剂的错误表述是：含蔗糖85%（g/g）的水溶液称为单糖浆。

28. 碘酊处方中，碘化钾的作用是：助溶。

29. 疏水胶体的性质是：存在强烈的布朗运动；具有聚沉现象；具有 Tyndall 现象。

30. 关于絮凝的错误表述是：为形成絮凝状态所加入的电解质称为反絮凝剂。

31. 不属于混悬剂的物理稳定性的是：混悬剂中药物的降解。

32. 混悬剂中药物粒子的大小一般为：500~1000nm。

33. 混悬剂的物理稳定性包括：混悬粒子的沉降速度；絮凝与反絮凝；微粒的荷电与水化；结晶增长与转型。

34. 混悬剂的质量评价不包括：溶出度的测定。

35. 哪种物质不能作混悬剂的助悬剂：硬脂酸钠。

36. 乳剂特点的错误表述是：一般 W/O 型乳剂专供静脉注射用。

37. 与乳剂形成条件无关的是：加入反絮凝剂。

38. 乳剂属热力学不稳定非均相分散体系，其不可逆变化有：合并；破裂。

39. 有关乳剂特点的错误表述是：水包油型乳剂中的液滴分散度大，不利于掩盖药物的不良臭味。

40. Zeta 电位降低产生：絮凝。

41. 微生物可使乳剂：破坏。

42. 乳化剂失效可致：破坏。

43. 造成下列乳剂不稳定现象的原因是：分层——分散相与连续相存在密度差；转相——乳化剂类型改变；絮凝——Zeta 电位降低；破裂——乳化剂失去乳化作用。

44. 不属于低分子溶液剂的是：布洛芬混悬滴剂。

45.（对比记忆）

（1）制备甾体激素类药物溶液时，加入的表面活性剂是作为：增溶剂。

（2）在苯甲酸钠的存在下，咖啡因溶解度显著增加，加入苯甲酸钠是作为：助溶剂。

（3）苯巴比妥在 90% 的乙醇溶液中溶解度最大，90% 的乙醇溶液是作为：潜溶剂。

46. 按分散系统分类，属于非均相制剂的有：混悬剂；乳剂；溶胶剂。

47.（对比记忆）

（1）若出现的分层现象经振摇后能恢复原状，其原因是：分散相与连续相存在密度差。

（2）若出现的絮凝现象经振摇后能恢复原状，其原因是：分散相乳剂 ζ（Zeta）电位降低。

第四章　药物灭菌制剂和其他制剂与临床应用

第一节　灭菌制剂

 必备考点提示

1. 灭菌制剂和无菌制剂的一般质量要求。
2. 注射剂分类、特点与质量要求。
3. 注射剂常用溶剂和附加剂。
4. 热原的组成与性质、污染途径与除去方法。
5. 溶解度和溶出速度的影响因素及增加方法。
6. 输液分类、特点与质量要求。
7. 输液主要存在的问题及解决方法。
8. 冻干制剂常见问题与产生原因。
9. 眼用液体制剂的附加剂种类和作用。
10. 灭菌制剂的典型处方分析。

 必备考点精编

一、灭菌制剂和无菌制剂的基本要求

表 4-1　灭菌制剂和无菌制剂的基本要求

灭菌制剂	杀灭或除去制剂中所有活的微生物
无菌制剂	无菌环境、无菌操作或无菌技术制备
分类	注射剂、植入型制剂、眼用制剂、局部外用制剂和其他用制剂

续表

| 质量要求 | ①无菌、无热原、可见异物和不溶性微粒符合规定
②安全性好、一定稳定性
③渗透压和血浆的渗透压相等或接近
④pH和血液或组织的 pH 相等或相近
⑤降压物质符合规定 |

二、注射剂

（一）注射剂概述

表 4-2　注射剂概述

特点	①注入体内，无菌制剂，起效快 ②适用于不宜口服给药的患者和不宜口服的药物 ③可发挥局部定位作用 ④安全性不及口服制剂 ⑤生产成本高
分类	①注射液：溶液型、乳状液型和混悬型 ②注射用无菌粉末 ③注射用浓溶液
一般质量要求	pH 4~9、贮存期内稳定、安全性高、澄明、无菌和无热原
临床应用与注意事项	多种给药方式，注意不良反应和配伍禁忌
举例 （维生素 C 注射液）	主药：维生素 C pH 调节剂：碳酸氢钠 金属离子络合剂：依地酸二钠 抗氧剂：亚硫酸氢钠

（二）注射剂溶剂及附加剂

1. 溶剂 { 注射用水、灭菌注射用水：质量符合药典要求

注射用油：药典对注射用大豆油有明确规定

其他：乙醇、丙二醇、聚乙二醇和甘油等

2. 附加剂
- 作用
  - 增加药物溶解度、稳定性
  - 调节渗透压、pH
  - 抑菌
  - 减轻疼痛或刺激
- 分类
  - 抗氧剂
  - 金属离子络合剂
  - 缓冲剂
  - 助悬剂
  - 稳定剂
  - 等渗调节剂
  - 抑菌剂等

（三）热原

热原
- 特点：微生物产生的一种内毒素，引起体温异常升高
- 性质：水溶性、不挥发性、耐热性和过滤性等
- 污染途径
  - 溶剂带入（主要）
  - 原辅料带入
  - 容器或用具带入
  - 制备过程带入
  - 使用过程带入
- 除去方法
  - 药液或溶剂中
    - 吸附法
    - 离子交换法
    - 凝胶滤过法
    - 超滤法
    - 反渗透法
  - 容器或用具中：高温法和酸碱法

（四）溶解度及溶出速度

表 4-3　溶解度、影响因素及增加方法

定义	一定温度（气体在一定压力）下，一定量溶剂中达到饱和时溶解的最大药量	
影响因素	药物极性：相似相溶	
	温度	①吸热过程，溶解度随温度升高而升高 ②放热过程，溶解度随温度升高而降低
	晶型	①无定型>亚稳定型>稳定型 ②有机溶剂化物>无水物>水化物
	粒子大小	药物粒子很小（≤0.1μm），溶解度随粒径减小而增加
	加入第三种物质	①加入助溶剂、增溶剂增加药物溶解度 ②加入某些电解质因同离子效应，降低药物溶解度
增加方法	①加入增溶剂、助溶剂 ②制成盐类、共晶 ③使用混合溶剂 ④提高温度、改变 pH ⑤微粉化技术、包合技术等	

表 4-4　常见的难溶性药物及其应用的助溶剂

药物	助溶剂
碘	碘化钾，聚乙烯吡咯烷酮
咖啡因	苯甲酸钠，水杨酸钠，对氨基苯甲酸钠，枸橼酸钠和烟酰胺
可可豆碱	水杨酸钠，苯甲酸钠和烟酰胺
茶碱	二乙胺，其他脂肪族胺，烟酰胺和苯甲酸钠
盐酸奎宁	乌拉坦，尿素
核黄素	苯甲酸钠，水杨酸钠，烟酰胺，尿素，乙酰胺和乌拉坦
卡巴克洛	水杨酸钠，烟酰胺和乙酰胺

续表

药物	助溶剂
氢化可的松	苯甲酸钠，邻、对、间羟苯甲酸钠，二乙胺，烟酰胺
链霉素	蛋氨酸，甘草酸
红霉素	乙酰琥珀酸酯，维生素 C
新霉素	精氨酸

表 4-5 溶出速度、影响因素及增加方法

定义		单位时间药物溶解进入溶液主体的量
影响因素		$\dfrac{dC}{dt} = KS\ (C_s - C)$
	表面积	表面积大，溶出速度快
		粒径越小，表面积越大；孔隙率越高，表面积越大
	温度	温度升高，大多数药物溶出速度加快
	溶出介质的体积	溶出介质的体积小，溶出速度慢；反之则溶出速度快
增加方法		①减小粒径 ②升高温度 ③减小扩散层厚度

三、输液

（一）输液概述

表 4-6 输液概述

输液：大剂量注射液	
质量要求的检查项目	①可见异物 ②不溶性微粒检查 ③热原或细菌内毒素检查 ④无菌检查 ⑤含量测定、pH 测定及检漏等

续表

临床应用	①氧氟沙星注射液静滴速度过快易发生低血压 ②复方氨基酸滴注过快可致恶心呕吐 ③林可霉素类滴注时间要维持1小时以上
注意事项	①规范合理科学配伍用药，降低"配伍试验"的风险规范 ②加强输液配置和输液过程及器具的管理
举例 （葡萄糖注射液）	主药：葡萄糖；pH调节剂：盐酸

分类	特点	举例
电解质输液	补充体内水分、电解质，纠正体内酸碱平衡等	氯化钠注射液、复方氯化钠注射液和乳酸钠注射液
营养输液	补充供给体内热量、蛋白质和人体必需的脂肪酸和水分等	葡萄糖注射液、氨基酸输液和脂肪乳剂输液
胶体输液	与血液等渗、增加血容量和维持血压	右旋糖酐、淀粉衍生物、明胶和聚维酮
含药输液	—	氧氟沙星输液

（二）输液主要存在的问题及解决方法

表4-7　输液主要存在的问题及解决方法

存在的问题	现象或原因	解决方法
染菌	浑浊、霉团、云雾状和产气等	严格灭菌条件，严密包装
热原反应	—	
可见异物与不溶性微粒	原辅料质量	严格控制原辅料质量
	胶塞与输液容器质量	提高胶塞及输液容器质量
	工艺操作	合理安排工序，加强过程管理
	输液操作以及静脉滴注装置	安置终端过滤器

（三）营养输液

营养输液
- 复方氨基酸输液
- 静脉注射脂肪乳剂
  - 质量要求
    - ①直径 90% <1μm，不得大于 5μm，均匀
    - ②耐高压灭菌，贮存期内稳定
    - ③无副作用，无抗原性，无降压作用与溶血作用
  - 组成
    - 原料：一般选用植物油，如大豆油、麻油和红花油等
    - 乳化剂：卵磷脂、豆磷脂及普朗尼克 F-6 等
    - 稳定剂：油酸钠
- 维生素和微量元素

（四）血浆代用液

血浆代用液
- 作用：代替血浆、不能代替全血
- 质量要求
  - ①不妨碍血型试验
  - ②不妨碍红细胞的携氧功能
  - ③在血液循环系统内，可保留较长时间
  - ④易被机体吸收，不得在脏器组织中蓄积
- 举例：右旋糖酐注射液、羟乙基淀粉注射液

四、注射用无菌粉末

1. 分类
- 注射用无菌粉末：主要用于抗生素药品，如青霉素
- 注射用冻干无菌粉末制品：主要用于生物制品，如辅酶类

2. **特点**　适用于水中不稳定药物，特别是对湿热比较敏感的生物制品和抗生素。

3. 质量要求 {
可见异物检查合格
粉末细度或结晶度需适宜，便于分装
无菌、无热原或细菌内毒素
制备采用无菌工艺
}

4. 举例（注射用辅酶 A 的无菌冻干制剂）{
主药：辅酶 A
填充剂：水解明胶、甘露醇和葡萄糖酸钙
稳定剂：半胱氨酸
}

5. 冻干制剂常见问题及原因 {
含水量偏高 {
装入液层过厚
真空度不够
干燥时供热不足
干燥时间不够
冷凝器温度偏高
}
喷瓶 {
预冻温度过高或时间太短
产品冻结不实
升华供热过快、局部过热
}
产品外观不饱满或萎缩 {
冻干过程形成的外壳结构较致密
样品黏度较大
}
}

五、眼用制剂

（一）概述

1. 分类 {
眼用液体制剂：滴眼剂、洗眼剂和眼内注射溶液
眼用半固体制剂：眼膏剂、眼用乳膏剂和眼用凝胶剂
眼用固体制剂：眼膜剂、眼丸剂和眼内插入剂
}

2. 特点

眼内注射溶液、眼内插入剂、供外科手术和急救用的眼用制剂中禁止添加抗氧剂或抑菌剂等，仅供一次性使用

除另有规定外，滴眼剂不得超过 10ml，洗眼剂不得超过 200ml

包装容器无菌、不易破裂，其透明度对检查可见异物无影响

密封避光贮存，启用后最多可用 4 周

3. 质量要求

pH：5.0~9.0

渗透压：与泪液等渗

无菌

有外伤或实施眼部手术后，绝对无菌，无抑菌剂，单剂量包装

无外伤的滴眼剂无致病菌，不得检测出铜绿假单胞菌和金黄色葡萄球菌，可加抑菌剂

可见异物：滴眼剂和眼内注射溶液可见异物应符合规定

黏度：合适的黏度范围为 4.0~5.0mPa·S

粒度：混悬型眼用制剂大于 50μm 的粒子不超过 2 个，且不得检出超过 90μm 的粒子

沉降体积比：≥0.9

4. 附加剂

pH 调节剂：磷酸盐缓冲液、硼酸缓冲液和硼酸盐缓冲液

渗透压调节剂：氯化钠、葡萄糖、硼酸和硼砂等

抑菌剂：三氯叔丁醇、对羟基苯甲酸甲酯与丙酯混合物、氯化苯甲羟胺、硝酸苯汞、硫柳汞和苯乙醇

黏度调节剂：甲基纤维素、聚乙二醇、聚维酮和聚乙烯醇等

其他：增溶剂、助溶剂和抗氧剂等

（二）眼用制剂的临床应用与注意事项及举例

1. 临床应用与注意事项
- 不同的滴眼剂使用需间隔 10 分钟以上
- 同时使用眼膏剂和滴眼剂需先使用滴眼剂
- 眼用半固体制剂涂布之后需按摩眼球以便药物扩散
- 使用滴眼剂时需轻压泪囊区，以减少药物引发的全身效应
- 使用混悬型滴眼剂前需充分混匀
- 制剂性状改变时禁止使用

2. 举例

醋酸可的松滴眼液（混悬液）
- 主药：醋酸可的松微晶
- 助悬剂：羧甲基纤维素钠
- pH 与等渗调节剂：硼酸

凝胶型氧氟沙星眼膏
- 主药：氧氟沙星
- 基质：卡波姆、氢化硬化蓖麻油
- 渗透压调节剂：氯化钠
- pH 调节剂：硼酸
- 保湿剂：丙二醇、透明质酸钠
- 防腐剂：羟苯乙酯

含有萘磺酸钠的眼用膜剂
- 主药：萘磺酸钠
- 成膜剂：聚乙烯醇
- 增塑剂：甘油
- 脱模剂：液状石蜡

六、植入剂

1. 定义　由原料药物或与辅料制成的供植入人体内的无菌固体制剂。

2. 分类　①植入泵；②高分子聚合物植入系统；③可降解型注射式原位植入给药系统。

3. 特点 {
定位给药

减少用药次数

给药剂量小

长效恒速作用

可采用立体定位技术

适用于半衰期短、代谢快，尤其是不能口服
的药物
}

4. 质量
特点 {
辅料必须生物相容

生物不降解材料（硅橡胶）在达到预定时
间后取出

测定释放度

单剂量包装，包装容器应灭菌

应严封，遮光贮存
}

5. 临床应用与
注意事项 {
主要用于抗肿瘤药、胰岛素给药、心
血管疾病的治疗、眼部用药以及抗
成瘾性的治疗等

患者的顺应性较差

发生位移会导致其难以取出

使用不当可能出现多聚物毒性反应
}

6. 举例（地塞米松植入剂）{
主药：醋酸地塞米松

骨架材料：聚 D-乳酸

改性剂：聚乙二醇
}

七、冲洗剂

1. 定义　用于冲洗开放性伤口或腔体的无菌溶液。

2. 特点　由原料药物、电解质或等渗调节剂溶解在注射用水中制成，亦可以是注射用水，但需在标签中注明供冲洗用。

3. 质量特点 {渗透压：等渗
澄明：目测澄清
无菌：符合标准
冲洗剂的容器：符合规定

4. 注意事项　开启后应立即使用，不得在开启后保存或再次使用。

5. 举例　伤口消炎冲洗剂。

八、烧伤及严重创伤用外用制剂

烧伤及严重创伤用外用制剂 {分类 {溶液剂、软膏剂
气雾剂、粉雾剂
注意事项 {溶液剂和软膏剂：无菌
气雾剂：无刺激

第二节　其他制剂

必备考点提示

1. 乳膏剂、凝胶剂、气雾剂、喷雾剂、粉雾剂及栓剂的分类、特点与质量要求。

2. 乳膏剂常用基质和附加剂种类与作用。

3. 气雾剂常用抛射剂和附加剂种类与作用。

4. 栓剂常用基质和附加剂种类与作用。

5. 乳膏剂、凝胶剂、气雾剂、喷雾剂、粉雾剂及栓剂的典型处方分析。

必备考点精编

一、乳膏剂

1. 定义　原料药物溶解或分散于乳状液型基质中形成

的均匀半固体制剂。

2. 分类 水包油型（O/W）和油包水型（W/O）。

3. 特点 触变性、热敏性。

4. 质量要求
- 外观良好，均匀、细腻，无粗糙感
- 适宜黏稠度且不易受季节变化影响，易于软化、涂布而不融化
- 性质稳定，有效期内无酸败、异臭、变色和变硬等
- 根据需要加入附加剂
- 无刺激性、过敏性、配伍禁忌
- 烧伤、创面与眼用乳膏剂无菌

5. 常用乳化剂
- 水包油型（O/W）：钠皂、三乙醇胺皂类、脂肪醇硫酸（酯）钠类（十二烷基硫酸钠）和聚山梨酯类
- 油包水型（W/O）：钙皂、羊毛脂、单甘油酯和脂肪醇等

6. 举例 水杨酸乳膏（O/W 型乳膏）
- 主药：水杨酸
- 油相成分：液状石蜡、硬脂酸和白凡士林
- 混合乳化剂：十二烷基硫酸钠及硬脂酸甘油酯
- 保湿剂：甘油
- 防腐剂：羟苯乙酯

二、凝胶剂

1. 定义 药物与辅料制成的具凝胶特性的稠厚液体或半固体制剂，除另有规定外，限局部应用于皮肤及体腔。

2. 分类
- 根据分散系统
  - 单相凝胶：水性、油性凝胶
  - 两相凝胶
- 根据形态
  - 乳胶剂
  - 胶浆剂
  - 混悬型
    - 小分子无机药物（氢氧化铝）
  - 凝胶剂
    - 网状结构分散
    - 两相凝胶、触变性

3. 特点
- 混悬型凝胶剂中胶粒分散均匀，不应下沉、结块
- 均匀、细腻，在常温时保持胶状，不干涸或液化
- 根据需要加入附加剂
- 避光，密闭贮存，防冻

4. 质量要求
- 一般应检查 pH
- 粒度：不大于 $180\mu m$
- 装量：符合规定
- 无菌：烧伤或严重创伤用凝胶剂无菌

5. 注意事项　皮肤破损处不宜使用，性质改变时禁止使用。

6. 举例（吲哚美辛软膏）
- 主药：吲哚美辛
- 透皮吸收促进剂：PEG 4000
- 高吸水性树脂材料：SDB-L400
- 保湿剂：甘油
- 杀菌防腐剂：苯扎溴铵

三、气雾剂

（一）气雾剂的定义、分类与特点

1. 定义
- 原料药物或原料药和附加剂与适宜的抛射剂
- 装封于特制阀门系统的耐压容器
- 借助抛射剂的压力将内容物呈雾状物喷出
- 肺部吸入或直接喷至腔道黏膜、皮肤

2. 分类

按分散系统分类
- 溶液型气雾剂
- 混悬型气雾剂
- 乳剂型气雾剂

按给药途径分类
- 吸入用气雾剂
- 非吸入用气雾剂（阴道黏膜用、鼻黏膜用）
- 外用气雾剂

按相的组成分类
- 二相气雾剂（溶液型气雾剂）
- 三相气雾剂（乳剂型、混悬型气雾剂）

按给药定量与否分类
- 定量气雾剂
- 非定量气雾剂

3. 特点

优点
- 简洁、便携、耐用、方便、多剂量
- 易准备，治疗时间短
- 剂量均一性良好
- 气溶胶形成与患者的吸入行为无关
- 所有 MDIs 的操作和吸入方法相似
- 高压下的内容物可防止病原体侵入

缺点
- 若患者无法正确使用，就会造成肺部剂量较低和（或）不均一
- 肺部沉积量通常较低
- 无法递送大剂量药物
- 大多数现有的 MDIs 没有剂量计数器

（二）气雾剂的质量要求、注意事项与举例

1. 质量要求
- 无毒性、无刺激性
- 抛射剂为适宜的低沸点液体
- 容器耐受所需压力，雾滴或雾粒均匀，释药准确泄露和压力检查符合规定，确保安全使用
- 烧伤、创伤、溃疡用气雾剂应无菌
- 凉暗处保存

2. 注意事项
- 使用前充分摇匀、混合
- 吸入结束后漱口，清除残留药物
- 储存时避光、避热、避冷冻和避撞碰
- 已用完小罐亦不可弄破、刺穿或燃烧

3. 盐酸异丙肾上腺素气雾剂
- 主药：盐酸异丙肾上腺素
- 抛射剂：F_{12}
- 潜溶剂：乙醇
- 抗氧剂：维生素 C

（三）气雾剂常用基质与附加剂

1. 抛射剂

作用
- 喷射动力
- 溶剂

要求
- 在常温下的蒸气压力大于大气压
- 无毒、无致敏反应和刺激性
- 惰性，不与药物发生反应
- 不易燃、不易爆
- 无色、无臭和无味
- 价廉易得

分类
- 氯氟烷烃
- 氢氟烷烃：HFA 134a（四氟乙烷）和 HFA 227（七氟丙烷）
- 碳氢化合物：丙烷、正丁烷和异丁烷
- 压缩气体：二氧化碳、氮气和一氧化氮等

2. 潜溶剂。

3. 润湿剂。

四、喷雾剂

1. 定义
- 原料药物或与辅料填充于特制的装置
- 借助手动泵的压力或其他方法将内容物呈雾状物释出
- 直接喷至腔道黏膜及皮肤等

2. 分类
- 按内容物组成
  - 溶液型喷雾剂
  - 混悬型喷雾剂
  - 乳剂型喷雾剂
- 按给药定量与否
  - 定量喷雾剂
  - 非定量喷雾剂

3. 特点
- 药物呈细小雾滴直达作用部位，局部浓度高，起效迅速
- 给药剂量准确，给药剂量比口服和注射小，毒副作用小
- 使用方便，可减少疼痛

4. 质量要求
- 配制：符合相关品种要求的环境
- 根据需要加入附加剂
- 装置中各部件的材料：无毒、无刺激性、性质稳定及与药物不起作用
- 溶液型喷雾剂：澄清
- 乳状液型喷雾剂：液滴在介质中分散均匀
- 混悬型喷雾剂：稳定，药物细粉和附加剂充分混匀、研细

5. 临床应用　据病情需要临时配制，局部或全身作用。

6. 注意事项
- 局部作用：雾化粒子大小 $3 \sim 10\mu m$
- 发挥全身作用：雾化粒子大小 $1 \sim 0.5\mu m$
- 保存时间不宜过久
- 往往不能充分吸收

7. 举例（莫米松喷雾剂）$\begin{cases}主药：莫米松糠酸酯 \\ 稳定剂：聚山梨酯 80\end{cases}$

五、粉雾剂

1. 分类：吸入粉雾剂、非吸入气雾剂和外用粉雾剂

2. 特点 $\begin{cases}无胃肠道降解作用、无肝脏首过效应 \\ 药物吸收迅速、直接进入体循环、起效快，\\ \quad 发挥全身作用 \\ 局部作用药物：给药剂量降低，毒副作用小 \\ 大分子药物：通过吸收促进剂或其他方法提 \\ \quad 高生物利用度 \\ 小分子药物：尤其适用于呼吸道直接吸入或 \\ \quad 喷入给药 \\ 可用于胃肠道难以吸收的、水溶性大的药物 \\ 患者顺应性好，特别适用于原需进行长期注 \\ \quad 射治疗的患者\end{cases}$

3. 质量特点 $\begin{cases}载体和润滑剂：生物相容、无刺激性和无毒性 \\ 装置组成部件：无毒、无刺激性、性质稳定及 \\ \quad 与药物不起作用 \\ 吸入粉雾剂：药物粒度在 10\mu m 以下，大多数 \\ \quad 在 5\mu m 以下 \\ 凉暗处贮存，防止吸潮 \\ 胶囊型、泡囊型吸入粉雾剂标明 \begin{cases}①每粒胶囊或泡囊中药物含量 \\ ②胶囊应置于吸入装置中吸入 \\ ③有效期 \\ ④贮藏条件\end{cases} \\ 多剂量贮库型吸入粉雾剂标明 \begin{cases}①每瓶总揿次 \\ ②每揿主药含量\end{cases}\end{cases}$

4. 举例（色甘酸钠粉雾剂） $\begin{cases} 主药：色甘酸钠 \\ 载体：乳糖 \end{cases}$

六、栓剂

（一）栓剂概述

1. 定义　药物与适宜基质制成的具有一定形状供腔道给药的固体外用制剂。

2. 分类 $\begin{cases} 按给药途径分类 \begin{cases} 直肠栓 \\ 阴道栓 \\ 尿道栓 \end{cases} \\ 按制备工艺与释药特点分类 \begin{cases} 双层栓 \\ 中空栓 \\ 缓释、控释栓 \end{cases} \end{cases}$

3. 特点 $\begin{cases} 局部栓剂：起到滑润、收敛、抗菌消炎、杀 \\ \quad 虫、止痒和局麻等作用 \\ 全身栓剂：主要是直肠栓，发挥镇痛、镇静、 \\ \quad 兴奋、扩张支气管和血管、抗菌等作用 \end{cases}$

4. 质量要求 $\begin{cases} 药物与基质混合均匀，栓剂外形完整光滑， \\ \quad 无刺激性 \\ 塞入腔道后，应能融化、软化或溶解，并与 \\ \quad 分泌液混合，逐渐释放出药物，产生局部 \\ \quad 或全身作用 \\ 有适宜的硬度，以免在包装、储存或使用时 \\ \quad 变形 \\ 供制备用的固体药物，应制成细粉和最细粉 \end{cases}$

5. 举例（甲硝唑栓） $\begin{cases} 主药：甲硝唑 \\ 基质：香果脂 \\ 泡腾剂：碳酸氢钠和磷酸二氢钠 \end{cases}$

（二）栓剂常用基质及附加剂

- 1. 基质
  - 要求
    - 硬度适当，体温下易软化、融化或溶解，熔点与凝固点的差距小
    - 性质稳定，与主药不起作用
    - 贮藏中不发生理化性质的变化，不易霉变等
    - 对黏膜无刺激性、无毒性和无致敏性，释放速率良好
    - 适用于热熔法及冷压法制备栓剂，易于脱模
    - 油脂性基质酸价在 0.2 以下，皂化价约 200~245，碘价低于 7
  - 分类
    - 油脂性基质
      - 可可豆脂
      - 半合成脂肪酸甘油酯
        - 椰油酯
        - 棕榈油酯
        - 混合脂肪酸甘油酯
      - 全合成脂肪酸甘油酯
    - 水溶性基质
      - 甘油明胶
      - 聚乙二醇类
      - 泊洛沙姆
- 2. 附加剂
  - 表面活性剂：十二烷基硫酸钠、吐温类等
  - 抗氧剂：叔丁基羟基茴香醚（BHA）、叔丁基对甲酚（BHT）和没食子酸酯类等
  - 防腐剂：对羟基苯甲酸酯类
  - 硬化剂：白蜡、鲸蜡醇、硬脂酸和巴西棕榈蜡等
  - 增稠剂：氢化蓖麻油、单硬脂酸甘油酯和硬脂酸铝等
  - 吸收促进剂：非离子型表面活性剂、脂肪酸、脂肪醇和脂肪酸酯类以及尿素、水杨酸钠、苯甲酸钠、羧甲基纤维素钠、环糊精类衍生物等

高频考点速记

1. 关于注射剂质量要求的说法，正确的有：无菌；无热原；无可见异物；pH 与血液相等或接近。

2. 有关热原性质的叙述，错误的是：水不溶性。

3. 有关热原的性质的正确表述有：耐热性；可滤过性；不挥发性；不耐酸碱性。

4. 关于热原的错误表述是：蛋白质是内毒素的致热中心。

5. 下述哪种方法不能增加药物的溶解度：加入助悬剂。

6. 影响药物增溶量的因素不包括：搅拌速度。

7. 葡萄糖注射剂中加适量盐酸的作用是：调节 pH。

8. 己烯雌酚注射剂中加入苯甲醇：减少制剂刺激性。

9. 在盐酸普鲁卡因注射液处方中，下列物质的作用是：溶剂——注射用水；渗透压调节剂——氯化钠；pH 调节剂——盐酸（0.1mol/L）。

10. 在醋酸可的松注射液中：抑菌剂——硫柳汞；助悬剂——羧甲基纤维素钠；渗透压调节剂——氯化钠。

11. 在维生素 C 注射液中：抗氧剂——亚硫酸氢钠；金属离子络合剂——依地酸二钠；pH 调节剂——碳酸氢钠；溶剂——注射用水。

12. 关于注射用溶剂的正确表述有：纯化水是原水经蒸馏等方法制得的供药用的水，不含任何附加剂；灭菌注射用水是注射用水经灭菌所制得的水，是无菌、无热原的水；制药用水是一个大概念，它包括纯化水、注射用水和灭菌注射用水。

13. 关于注射剂质量要求的正确表述有：无菌；无热

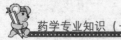

原；澄明度检查合格（不得有肉眼可见的混浊或异物）；pH 要与血液的 pH 相等或接近。

14. 在生产注射用冻干制品时，常出现的异常现象是：成品含水量偏高；冻干物萎缩成团粒状；喷瓶；冻干物不饱满。

15. 生产注射剂时常加入适量活性炭，其作用为：吸附热原；脱色；提高澄明度。

16. 外源性热原主要是微生物的代谢代物，其致热中心为：多糖。

17. 主要以速释为目的的栓剂是：泡腾栓剂。

18. 既有速释又有缓释作用的栓剂是：双层栓剂。

19. 大豆磷脂在静脉注射脂肪乳剂中的作用是：乳化剂。

20. 精制豆油在静脉注射脂肪乳剂中的作用是：油相。

21. 甘油在静脉注射脂肪乳剂中的作用是：等渗调节剂。

22. 有关静脉注射脂肪乳剂的正确表述有：可以使用普朗尼克 F68 作为乳化剂；不产生降压作用和溶血作用。

23. 用于配制普通制剂的水：纯化水。

24. 关于纯化水的说法，错误的是：可作为配制注射剂的溶剂。

25. 用于注射用无菌粉末的溶剂为：无菌注射用水。

26. 可作为注射液的抑菌剂有：苯甲醇；苯酚；硫柳汞。

27. 关于热原的叙述，错误的有：大多数细菌都能产生热原，致热能力最强的是革兰阳性杆菌；由于蛋白质易引起过敏反应，所以蛋白质是内毒素的主要成分和致热中心。

28. 关于热原耐热性的错误表述是：在 400℃加热 1 分钟可使热原彻底破坏。

29. 不能除去热原的方法是：冷冻干燥法。

30. 关于输液的叙述，错误的是：为保证无菌，需添加抑菌剂。

31. 适合于制成注射用无菌粉末的是：水中易溶且不稳定的药物。

32. 适合于制成乳剂型注射剂的是：油中易溶且稳定的药物。

33. 适合于制成混悬型注射剂的是：水中难溶且稳定的药物。

34. 适合于制成溶液型注射剂的是：水中易溶且稳定的药物。

35. 改善维生素 C 注射剂稳定性的措施中，不正确的做法是：加入抗氧剂 BHA 或 BHT。

36. 对维生素 C 注射液错误的表述是：处方中加入碳酸氢钠调节 pH 使成偏碱性，避免肌内注射时疼痛。

37. 下列注射剂附加剂的作用是：聚山梨酯类——润湿剂；甲基纤维素——助悬剂；硫代硫酸钠——抗氧剂；葡萄糖——等渗调节剂。

38. 注射剂在灌封前后可在安瓿中通入的常用气体有：N_2；CO_2。

39. 醋酸氢化可的松处方中各成分的作用是：助悬剂——羧甲基纤维素钠 5g；渗透压调节剂——氯化钠 8g。

40. 在氯霉素滴眼剂处方中，下列物质的作用是：氯化钠——渗透压调节剂；羟苯甲酯——抑菌剂；羟苯丙酯——抑菌剂。

41. 有关滴眼剂错误的叙述是：增加滴眼剂的黏度，使药物扩散速度减小，不利于药物的吸收。

42. 下述制剂不得添加抑菌剂的是：用于创伤的眼膏剂。

43. 有关眼膏剂的不正确表述是：常用基质中不含羊毛脂。

44. 滴眼剂中加入下列物质的作用是：磷酸盐缓冲溶液——调节 pH；氯化钠——调节渗透压；山梨酸——抑菌防腐；甲基纤维素——调节黏度。

45. 常用的非生物降解型植入剂材料是：硅橡胶。

46. 关于软膏基质的叙述，错误的是：水溶性基质中的水分易挥发，使基质不易霉变，所以不需加防腐剂。

47. 软膏剂的质量评价不包括：热原。

48. 软膏剂中作为透皮促进剂的是：月桂氮䓬酮。

49. 软膏剂基质是：硅酮。

50. 凡士林基质中加入羊毛脂是为了：增加基质的吸水性。

51. 凡士林是：油脂性基质。

52. 卡波姆是：凝胶基质。

53. 属于软膏剂脂溶性基质的是：十八醇。

54. 属于 O/W 软膏基质乳化剂的是：月桂醇硫酸钠。

55. 属于软膏剂保湿剂的是：甘油。

56. 属于软膏剂防腐剂的是：羟苯乙酯。

57. 有关凝胶剂的错误表述是：卡波姆是凝胶剂的常用基质材料。

58. 属于增塑剂的是：山梨醇。

59. 属于水凝胶剂基质的是：海藻酸钠。

60. 药物与适宜的抛射剂装于具有特制阀门系统的耐

压密封装置中制成的制剂是：气雾剂。

61. 关于气雾剂的叙述，正确的有：气雾剂可在呼吸道、皮肤或其他腔道起局部作用或全身作用；气雾剂可采用定量阀门准确控制剂量；气雾剂可以直接到达作用部位，奏效快。

62. 关于气雾剂正确的表述是：按医疗用途可分为吸入气雾剂、皮肤和黏膜气雾剂及空间消毒气雾剂。

63. 气雾剂的抛射剂是：氟利昂。

64. 气雾剂中的稳定剂是：司盘85。

65. 为了使产生的泡沫持久，乳剂型气雾剂常加入的泡沫稳定剂是：甘油。

66. 为提高混悬型气雾剂的稳定性，可采取的措施有：将药物微粉化，粒度控制在 $5\mu m$ 以下；控制水分含量在 0.03% 以下；选用对药物溶解度小的抛射剂；调节抛射剂与混悬药物粒子的密度尽量使两者相等；添加适量的助悬剂。

67. 下列关于气雾剂的特点错误的是：由于起效快，适合心脏病患者使用。

68. 在气雾剂处方中丙二醇是：潜溶剂。

69. 在气雾剂处方中表面活性剂是：增溶剂。

70. 关于气雾剂的正确表述是：吸入气雾剂吸收速度快，不亚于静脉注射；可避免肝首过效应和胃肠道的破坏作用；按相组成分类，可分为二相气雾剂和三相气雾剂。

71. 药物与适宜基质制成的具有一定形状的供人体腔道内给药的固体制剂称为：栓剂。

72. 关于栓剂中药物吸收的叙述，错误的是：直肠液的 pH 为 7.4，具有较强的缓冲能力。

73. 关于栓剂基质聚乙二醇的叙述，错误的是：为水溶性基质，仅能释放水溶性药物。

74. 栓剂常用的水溶性基质有：PEG；Myri52；泊洛沙姆。

75. 有关栓剂质量评价及贮存的不正确表述是：一般的栓剂应贮存于10℃以下。

76. 若全身作用栓剂中的药物为脂溶性，宜选基质为：聚乙二醇。

77. 栓剂质量评定中与生物利用度关系最密切的测定是：体内吸收试验。

78. 有关栓剂的不正确表述是：直肠吸收比口服吸收的干扰因素多。

79. 有关栓剂中药物吸收的不正确表述有：降低弱酸性药物的 pH 或升高弱碱性药物的 pH 均可增加吸收；在油脂性基质中，加入表面活性剂的量愈多，药物吸收愈多；基质的溶解特性正好与药物相反时，不利于药物的释放与吸收。

80. 聚乙二醇（PEG）可以作为：软膏剂基质；栓剂基质。

81. 可作为栓剂吸收促进剂的是：聚山梨酯80。

82. 可作为栓剂抗氧化剂的是：叔丁基对甲酚。

83. 可作为栓剂增稠剂，又可作为 O/W 软膏基质稳定剂的是：单硬脂酸甘油酯。

84. 关于眼用制剂的说法，错误的是：用于手术后的眼用制剂必须保证无菌，应加入适量抑菌剂。

85. （对比记忆）

（1）制备静脉注射脂肪乳时，加入的豆磷脂是作为：乳化剂。

（2）制备维生素 C 注射液时，加入的亚硫酸氢钠是作为：抗氧剂。

（3）制备醋酸可的松滴眼液时，加入的羧甲基纤维素钠是作为：助悬剂。

86. 注射用美洛西林/舒巴坦的质量要求不包括：等渗或略偏高渗。

87. 可以通过肺部吸收，被吸收的药物不经肝脏直接进入体循环的是：气雾剂。

88. 关于非无菌液体制剂特点的说法，错误的是：分散度大，吸收慢。

89. 可用于静脉注射脂肪乳的乳化剂是：卵磷脂。

90. 为提高难溶性药物的溶解度常需要使用潜溶剂。不能与水形成潜溶剂的物质是：胆固醇。

91. （对比记忆）

（1）注射剂的处方中，亚硫酸钠的作用是：稳定剂。

（2）注射剂的处方中，氯化钠的作用是：渗透压调节剂。

（3）注射剂的处方中，泊洛沙姆 188 的作用是：增溶剂。

92. 下列关于丙酸氟替卡松吸入气雾剂的使用方法和注意事项，错误的是：丙酸氟替卡松吸入结束后不能漱口和刷牙。

第五章　药物递送系统（DDS）与临床应用

第一节　快速释放制剂

必备考点提示

1. 速释片剂的分类、特点、质量要求与典型处方分析。

2. 速释技术与释药原理。

3. 吸入制剂的附加剂的种类和作用。

4. 速释片剂的临床应用与注意事项。

必备考点精编

一、口服速释片剂

（一）概述

表 5-1　口服速释片剂概述

剂型	分散片	口崩片
特点	①难溶性、生物利用度低的药物适用 ②毒副作用较大的药物不适用 ③生产成本低、使用方法多，适合于老、幼和吞服困难患者	①吸收快，生物利用度高 ②患者顺应性高 ③胃肠道反应小，副作用低 ④减少了肝脏的首过效应

续表

剂型	分散片	口崩片
质量要求	符合一般片剂质量要求 还需检查分散均匀性（15℃～25℃水中应在3分钟之内完全崩解）、溶出度	在口腔内迅速崩解或溶散 患者顺应性好 应进行崩解时限检查 难溶性药物制成的口崩片，还应检查溶出度；对于经肠溶材料包衣的颗粒制成的口崩片，还应检查释放度
举例	（1）阿西美辛分散片 主药：阿西美辛 填充剂：MCC和淀粉 崩解剂：CMS-Na 黏合剂：1% HPMC 润滑剂：微粉硅胶	（1）甲氧氯普胺口崩片 主药：甲氧氯普胺 崩解剂：交联聚维酮 填充剂：微晶纤维素、甘露醇（兼有矫味作用） 甜味剂：阿司帕坦 润滑剂：硬脂酸镁
	（2）阿奇霉素分散片 主药：阿奇霉素 崩解剂：羧甲基淀粉钠 填充剂：乳糖和微晶纤维素 矫味剂：甜蜜素 黏合剂：2% HPMC 润滑剂：滑石粉和硬脂酸镁	（2）辛伐他汀口崩片 主药：辛伐他汀 填充剂：微晶纤维素、直接压片用乳糖和甘露醇（兼有矫味作用） 崩解剂：交联聚维酮 甜味剂：阿司帕坦 芳香剂：橘子香精 润滑剂：硬脂酸镁 助流剂：微粉硅胶 抗氧剂：2，6-二叔丁基对甲酚
临床应用	加水分散后口服，或含于口中吮服或吞服	片剂置于舌面，遇唾液迅速崩解后，入胃起效

剂型	分散片	口崩片
临床应用	适用于难溶、需快速起效的药物，如解热镇痛药布洛芬	适用于解热镇痛药、催眠镇静药、胃酸分泌抑制药和抗过敏药等
	适用于生物利用度低，每次服用剂量大的药物，如大多数中药	口崩片可克服药物的耐药性
	适用于抗菌药物，如阿莫西林、阿奇霉素等	
	适用于抗酸药物，如治疗胃溃疡的药物法莫替丁等	
注意事项	盐酸左氧氟沙星分散片避免过度暴露于阳光，如发生光敏反应或其他过敏症状需停药	分泌催乳素的垂体肿瘤（催乳素瘤）、嗜铬细胞瘤和乳腺癌患者禁用，禁止与酮康唑口服制剂合用
	盐酸克林霉素棕榈酸酯分散片，肝功能损害、严重肾功能损害患者慎用	①布洛芬口崩片，使用期间不得饮酒或含酒精的饮料 ②不能同时服用含有布洛芬及其他解热镇痛药的药品（如某些复方抗感冒药） ③不宜长期或大量使用 ④用于止痛不得超过5天，用于解热不得超过3天
	阿昔洛韦分散片，在给药期间给予患者充足的水，防止药物在肾小管内沉淀	氯雷他定口崩片，严重肝功能不全的患者须在医生指导下使用

（二）速释技术

表 5-2　固体分散技术和包合技术的特点

速释技术	分类	释药原理	特　　点
固体分散技术	①药物状态：分子、胶态、微晶或无定形②在载体材料中高度分散③制剂的中间体 低共熔混合物固态溶液共沉淀物	①药物分散状态②载体促进作用：a. 提高药物的可润湿性b. 保证药物高度分散性c. 对药物的抑晶作用	①增加难溶性药物溶解度和溶出速率，提高药物生物利用度②延缓或控制药物释放③控制药物在肠中特定部位释放④利用载体的包蔽作用，增加药物稳定性⑤掩盖药物的不良臭味和刺激性
包合技术	客分子被包藏于主分子的空穴结构内 按主分子形成空穴几何形状分为：笼状、管状和层状包合物 按包合物的结构和性质分为：单分子、多分子和大分子包合物	—	①液体药物固体化②提高稳定性③可防止挥发性成分挥发④掩盖药物的不良气味或味道⑤降低药物的刺激性与毒副作用⑥调节释药速率⑦提高药物的生物利用度

二、滴丸剂

（一）概述

1. 定义 {
固体或液体药物与适宜的基质加热熔融混匀
滴入不相混溶、互不作用的冷凝介质，收缩成球状或类球状
主要供口服用
}

2. 特点 {
设备简单、操作方便，工艺周期短、生产率高，工艺条件易于控制，质量稳定，剂量准确，受热时间短，可增加易氧化及具挥发性的药物稳定性
可使液态药物固体化
固体分散技术制备的滴丸吸收迅速、生物利用度高
发展耳、眼科用药的新剂型，延效作用
}

3. 分类 {
速释高效滴丸
缓释、控释滴丸
溶液滴丸
栓剂滴丸
硬胶囊滴丸
包衣滴丸
脂质体滴丸
肠溶衣滴丸
干压包衣滴丸
}

4. 质量要求
- 性状检查，确保大小均匀，色泽一致
- 丸重差异、圆整度和溶散时限的检查
- 小剂量滴丸剂还应进行含量均匀度的检查
- 根据药物性质与使用要求，可将滴丸包糖衣或薄膜衣
- 密封储存，防止受潮变质

5. 常用基质
- 水溶性基质：聚乙二醇类(PEG 6000、PEG 4000等)、硬脂酸钠、甘油明胶、泊洛沙姆和聚氧乙烯单硬脂酸酯（S-40）等
- 脂溶性基质：硬脂酸、单硬脂酸甘油酯、氢化植物油、虫蜡和蜂蜡等

（二）滴丸剂临床应用与注意事项及举例

1. 临床应用
- 多舌下含服
- 加入了缓释剂，达到长效的目的
- 局部用药，如耳部用药、眼部用药等
- 如速效救心丸与复方丹参滴丸等

2. 注意事项
- 清开灵滴丸，风寒感冒者不适用，高血压、心脏病患者慎服
- 穿心莲内酯滴丸，脾胃虚寒、大便溏者慎用
- 麝香通心滴丸，含有毒性药材蟾酥 按说明书规定剂量服用

3. 举例（联苯双酯滴丸）
- 主药：联苯双酯
- 基质：PEG 6000
- 表面活性剂：吐温 80
- 冷凝液：液状石蜡

三、吸入制剂

（一）概述

1. 定义 原料药物溶解或分散于合适介质中，以蒸气或气溶胶形式给药至肺部发挥局部或全身作用的液体或固体制剂。

2. 分类
- 可转变成蒸气的制剂
- 供雾化器用的液体制剂
- 吸入气雾剂
- 吸入粉雾剂

3. 特点

（1）优点：吸收速度很快，几乎与静脉注射相当

（2）缺点：药物肺部沉积量远小于标示量，因未熟练掌握吸入给药装置的使用方法，或因吸入方法不当，药物未到达作用部位，降低了药物疗效，增加了不良反应发生率

（3）定量气雾剂
- ①患者主动吸入，不存在给药协同配合困难，但操作要求较高
- ②无抛射剂，避免对环境的污染和呼吸道的刺激
- ③药物以胶囊或泡囊形式给药，计量准确，但需特殊给药装置
- ④一般不含防腐剂及乙醇等溶媒，对病变黏膜无刺激性，但应关注处方原辅料对肺泡的损伤
- ⑤给药剂量大，尤其是多肽和蛋白质类药物的给药

4. 质量要求 {
吸入的气溶胶粒子应达一定比例
微细粒子采用气体动力学评价方法进行控制
多剂量吸入剂进行释药剂量均一性检查
泄漏检查
定量吸入剂标签中应标明：总撤（吸）次，
　每撤（吸）主药含量，临床最小推荐剂量
　的撤（吸）数；如有抑菌剂，应标明名称
}

5. 附加剂 {
抛射剂 {
氯氟烷烃
氢氟烷烃
碳氢化合物
压缩气体
}
稀释剂：乳糖 } 粉雾剂
润滑剂
}

（二）注意事项与举例

1. 注意事项　干粉吸入剂要求患者的吸气速率为 30~120ml/min，不推荐给 5 岁以下儿童或有严重肺功能障碍的患者使用。

2. 举例（溴化异丙托品气雾剂） {
主药：溴化异丙托品
抛射剂：HFA-134a
潜溶剂：无水乙醇
pH 调节剂：柠檬酸
}

第二节　缓释、控释制剂

 必备考点提示

1. 缓释、控释制剂的分类、特点、一般质量要求与典型处方分析。

2. 缓释、控释制剂的释药原理。

3. 缓释、控释制剂的常用辅料和作用。

4. 骨架片、膜控型片和渗透泵型控释片的剂型特点。

5. 经皮给药制剂的基本结构、类型与材料。

必备考点精编

一、缓释、控释制剂

（一）概述

1. 缓释制剂　在规定释放介质中，非恒速释放药物。

2. 控释制剂　在规定释放介质中，恒速释放药物，广义上包括控制释药的速度、方向和时间，包括靶向制剂、透皮吸收制剂等。

3. 分类

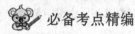

（1）根据药物的存在状态

骨架型
- 骨架片：亲水性凝胶、蜡质类、不溶性
- 缓释、控释颗粒（微囊）压制片
- 胃内滞留片
- 生物黏附片
- 骨架型小丸

膜控型
- 微孔膜包衣片
- 膜控释小片、小丸
- 肠溶膜控释片

渗透泵型

（2）根据释药原理 ┤ 溶出型
扩散型
溶蚀型
渗透泵型
离子交换型

（3）根据给药途径与给药方式 ┤ 口服缓释、控释制剂
透皮缓释、控释制剂
植入缓释、控释制剂
注射缓释、控释制剂

（4）根据释药类型 ┤ 定速释药系统
定位释药系统
定时（脉冲）释药系统 ┤ 渗透泵脉冲释药系统
包衣脉冲释药系统
定时脉冲塞胶囊

4. 特点 ┤

优点 ┤ 减少给药次数，方便使用，提高患者的服药顺应性
血药浓度平稳，避免峰谷现象，降低药物毒副作用，减少耐药性
减少用药总剂量，发挥药物的最佳治疗效果
眼用、鼻腔用缓释、控释制剂避免首过效应

缺点 ┤ 剂量调节灵活性低
价格昂贵
易产生体内蓄积
对于首过效应大的药物如普萘洛尔等制成缓释、控释制剂时生物利用度可能比普通制剂低

（二）注意事项与举例

1. 注意事项
- 用药次数
- 掰开服用
- 用药剂量
- 间隔时间

2. 举例

卡托普利亲水凝胶骨架片
- 主药：卡托普利
- 亲水凝胶骨架材料：HPMC
- 稀释剂：乳糖
- 润滑剂：硬脂酸镁

茶碱微孔膜缓释小片
- 主药：茶碱
- 黏合剂：CMC
- 润滑剂：硬脂酸镁
- 包衣材料：乙基纤维素；Eudragit RL100 和 Eudragit RS100
- 致孔剂：聚山梨酯 20

硝苯地平渗透泵片
- 主药：硝苯地平
- 溶剂：三氯甲烷和甲醇
- 渗透压活性物质：氯化钾和氯化钠
- 助推剂：聚环氧乙烷
- 黏合剂：HPMC
- 润滑剂：硬脂酸镁
- 包衣材料：醋酸纤维素
- 致孔剂：PEG

（三）释药原理

$$
\text{释药原理}
\begin{cases}
\text{溶出原理}
\begin{cases}
\text{制成溶解度小的盐或酯} \\
\text{与高分子化合物生成难溶性盐} \\
\text{控制粒子大小}
\end{cases} \\
\\
\text{扩散原理}
\begin{cases}
\text{制成包衣小丸或片剂} \\
\text{制成微囊} \\
\text{制成不溶性骨架片} \\
\text{增加黏度以减小扩散速度} \\
\text{制成植入剂、乳剂}
\end{cases} \\
\\
\text{溶蚀与扩散、溶出相结合原理}
\begin{cases}
\text{制成生物溶蚀型给药系统} \\
\text{制成膨胀型控释骨架给药系统}
\end{cases} \\
\\
\text{渗透泵原理：制成渗透泵片} \\
\text{离子交换作用原理：制成药树脂}
\end{cases}
$$

（四）常用辅料和剂型特点

1. 常用辅料

表 5-3　缓释、控释制剂的常用辅料

种　类		举　例
骨架型缓释材料	亲水性凝胶骨架材料	羧甲基纤维素钠（CMC-Na）、甲基纤维素（MC）、羟丙甲纤维素（HPMC）、聚维酮（PVP）、卡波姆、海藻酸盐和脱乙酰壳多糖（壳聚糖）
	不溶性骨架材料	聚甲基丙烯酸酯（Eudragit RS、Eudragit RL）、乙基纤维素（EC）、聚乙烯、无毒聚氯乙烯、乙烯-醋酸乙烯共聚物和硅橡胶
	生物溶蚀性骨架材料	动物脂肪、蜂蜡、巴西棕榈蜡、氢化植物油、硬脂醇和单硬脂酸甘油酯

续表

种　类		举　例
包衣膜型缓释材料	不溶性高分子材料	乙基纤维素（EC）
	肠溶性高分子材料	丙烯酸树脂 L 和 S 型、醋酸纤维素酞酸酯（CAP）、醋酸羟丙甲纤维素琥珀酸酯（HPMCAS）和羟丙甲纤维素酞酸酯（HPMCP）
增稠剂		明胶、PVP、CMC、聚乙烯醇（PVA）和右旋糖酐

2. 剂型特点

表 5-4　缓释、控释制剂的剂型特点

种　类		剂型特点	常用材料
骨架型片	亲水凝胶骨架片	①遇水形成凝胶②可完全溶解③药物全部释放	羟丙甲纤维素（HPMC）、羟乙基纤维素、甲基纤维素和海藻酸钠等
	蜡质性骨架片	通过孔道扩散与蚀解控制释放	可溶蚀的蜡质材料
	不溶性骨架片	药物自骨架孔道扩散释放	聚乙烯、聚氯乙烯和乙基纤维素等
	骨架型小丸	—	亲水凝胶骨架材料蜡质性骨架材料不溶性骨架材料

续表

种　类		剂型特点	常用材料
膜控型片	微孔膜包衣片	①衣膜材料在胃肠道中不溶解 ②包衣液中含少量致孔剂 ③药物加在包衣膜内既作致孔剂又是速释部分	衣膜材料：乙基纤维素、醋酸纤维素、乙烯-醋酸乙烯共聚物和聚丙烯酸树脂等 致孔剂：PEG类、PVA、PVP、十二烷基硫酸钠及糖和盐等水溶性的物质
	膜控释小片	①缓释膜包衣片装入硬胶囊使用 ②每粒胶囊可装入几片至二十片不等 ③同一胶囊内的小片包衣可有不同缓释作用或不同厚度	—
	肠溶膜控释片	①药物片芯外包肠溶衣，再包上含药的糖衣层 ②含药糖衣层在胃液中释药，片芯中的药物在肠道释出，延长了释药时间	—
	膜控释小丸	①丸芯与控释薄膜衣两部分组成 ②丸芯含药物和稀释剂、黏合剂等辅料 ③包衣膜有亲水性包衣膜、不溶性包衣膜、微孔膜和肠溶衣膜	—

续表

种　类	剂型特点	常用材料
渗透泵型控释片	口服渗透泵片：单室渗透泵片、多室渗透泵片和拟渗透泵的液体渗透泵系统	半透膜材料：纤维素类、聚乙烯醇类和聚丙烯酸树脂类等
		渗透压活性物质：无机酸盐类、有机酸盐类、碳水化合物类、水溶性氨基酸类、乳糖、果糖、葡萄糖和甘露糖的不同混合物
		推动剂：聚羟甲基丙烯酸烷基酯、PVP

（五）经皮给药制剂

1. 定义　药物由皮肤吸收进入全身血液循环并达到有效血药浓度，实现疾病治疗或预防的一类制剂，又称透皮给药系统或透皮治疗系统。常用的剂型为贴剂。

2. 特点

优点
①避免首过效应及胃肠灭活效应
②维持恒定的血药浓度，增强治疗效果，减少胃肠给药的副作用
③延长作用时间，减少用药次数，使用方便，可随时给药或中断给药
④适用于婴儿、老人和不宜口服的患者

局限
①由于皮肤的屏障作用，药物仅限于强效类
②大面积给药，可能会对皮肤产生刺激性和过敏性
③存在皮肤的代谢与储库作用

3. 基本结构

(1) 背衬层：由铝塑合膜、玻璃纸、尼龙或醋酸纤维素等制成，防止药物的挥发和流失

(2) 药物贮库层：由聚乙烯醇或聚醋酸乙烯酯或其他高分子材料制成

(3) 控释膜：高分子材料的渗透性和膜的厚度控制释药速率，是关键部分

(4) 胶黏膜：由黏合剂组成，如天然树胶、合成树脂类等

(5) 保护膜：可剥离衬垫膜，具有保护药膜的作用

4. 分类

按结构不同 {储库型 / 骨架型

按基质 {凝胶膏剂（巴布剂） / 贴剂 {黏胶分散型 / 周边黏胶骨架型 / 储库型

5. 处方组成及常用材料

(1) 骨架材料：聚硅氧烷、聚乙烯醇

(2) 控释膜材料：乙烯-醋酸乙烯共聚物、聚硅氧烷和聚丙烯拉伸微孔膜等

(3) 压敏胶：聚异丁烯（PIB）类、丙烯酸类和硅橡胶

(4) 背衬材料：多层复合铝箔等

(5) 防黏材料：聚乙烯、聚苯乙烯、聚丙烯、聚碳酸酯和聚四氟乙烯等

(6) 药库材料：卡波姆、HPMC、PVA、压敏胶和骨架膜材等

第三节 靶向制剂

必备考点提示

1. 靶向制剂的分类、特点、一般质量要求和靶向性评价指标。

2. 脂质体的组成、分类、性质、特点与质量要求和新型靶向脂质体。

3. 脂质体的作用机理和作为药物载体的用途。

4. 脂质体存在的问题。

5. 微球的分类、特点、质量要求与载体材料和微球的用途及存在的问题。

6. 微囊的特点、质量要求、微囊化的材料及药物的释放。

7. 靶向制剂的典型处方分析。

必备考点精编

一、概述

（一）定义与分类

1. **定义** 借助载体、配体或抗体将药物通过局部给药、胃肠道给药或全身血液循环而选择性地浓集定位于靶组织、靶器官、靶细胞或细胞内结构的给药系统。

2. **分类**

（1）按靶向原动力 $\begin{cases} \text{被动靶向制剂} \\ \text{主动靶向制剂} \begin{cases} \text{修饰的药物载体} \\ \text{靶向前体药物} \end{cases} \\ \text{物理化学靶向制剂} \begin{cases} \text{磁性靶向制剂} \\ \text{栓塞靶向制剂} \\ \text{热敏靶向制剂} \\ \text{pH 敏感靶向制剂} \end{cases} \end{cases}$

（2）按靶向机理
- 生物物理靶向制剂
- 生物化学靶向制剂
- 生物免疫靶向制剂及双重靶向制剂
- 多重靶向制剂

（3）按制剂类型
- 乳剂
- 脂质体
- 微囊
- 微球等

（4）按靶向部位
- 肝靶向制剂
- 肺靶向制剂
- 淋巴靶向制剂
- 骨髓靶向制剂
- 脑部靶向前体药物
- 结肠靶向制剂
  - 酶控制型
  - pH 敏感型
  - 时滞型
  - 压力依赖型

（二）特点、一般质量要求与靶向性评价指标

1. 特点
- 可提高药物在作用部位的治疗浓度
- 使药物具有专一药理活性
- 增加药物对靶组织的指向性和滞留性
- 降低药物对正常细胞的毒性
- 减少剂量
- 提高药物制剂的生物利用度，提高药品的安全性、有效性和可靠性

2. 一般质量要求
- 定位浓集
- 控制释药
- 无毒及生物可降解性

3. 靶向性评价
- 相对摄取率 r_e
- 靶向效率 t_e
- 峰浓度比 C_e

二、脂质体

（一）分类

分类
- 按结构分类
  - 单室脂质体
  - 多室脂质体
  - 大多孔脂质体
- 按性能分类
  - 普通脂质体
  - 热敏脂质体
  - pH 敏感脂质体
  - 多糖被复脂质体
  - 免疫脂质体
- 按结构分类
  - 中性脂质体
  - 负电性脂质体：含磷脂酸（PA）和磷脂酰丝氨酸（PS）等
  - 正电性脂质体：含碱基（氨基）脂质如十八胺脂质
- 新型靶向脂质体
  - 前体脂质体
  - 长循环脂质体
  - 免疫脂质体
  - 热敏脂质体
  - pH 敏感性脂质体

（二）性质、特点与质量要求

1. 理化性质
- （1）相变温度：当升高温度时，脂质体双分子层中疏水链从有序排列变为无序排列，从而引起膜的厚度减小、流动性增加等变化。转变时的温度称为相变温度
- （2）荷电性
  - ①荷负电：酸性脂质，如磷脂酸（PA）和磷脂酰丝氨酸（PS）
  - ②荷正电：含碱基（氨基）脂质，如十八胺
  - ③电中性：不含离子的脂质体

2. 特点 {
　靠向性和淋巴定向性
　缓释和长效性
　细胞亲和性与组织相容性
　降低药物毒性
　提高药物稳定性
}

3. 质量
要求 {
　形态、粒径及其分布

　包封率、载药量 {
　　包封率＝[脂质体中的药量/（介质中的药量+脂质体中的药量）]×100%
　　要求达 80% 以上
　}

　物理稳定性 {
　　用渗漏率表示，即在贮存期间脂质体的包封率变化
　　渗漏率＝（贮存后渗漏到介质中的药量/贮存前包封的药量）×100%
　}

　化学稳定性 {
　　磷脂氧化指数
　　磷脂量的测定
　　防止氧化的措施：充氮气、使用抗氧剂或氢化饱和磷脂
　}
}

（三）组成与结构

组成
与结构 {
　组成 {
　　磷脂类：卵磷脂、脑磷脂、大豆磷脂以及合成磷脂
　　胆固醇：调节膜流动性的作用
　}

　结构
}

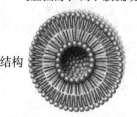

（四）作用机理和用途

1. 作用机理　吸附、脂交换、内吞、融合、渗漏和扩散。

2. 应用
- 抗肿瘤药物的载体
- 抗寄生虫药物载体
- 抗生素类药物载体
- 抗结核药物的载体
- 激素类药物载体
- 酶类药物的载体
- 解毒剂的载体
- 免疫增强剂
- 基因治疗载体

3. 给药途径
- 静脉注射给药
- 肌内和皮下注射给药
- 口服给药
- 眼部给药
- 肺部给药
- 经皮给药
- 鼻腔给药

（五）存在的问题

1. 靶向性问题。

2. 稳定性问题
- （1）药物渗漏
  - ①制成前体药物
  - ②大豆甾醇等强化材料修饰
- （2）聚集和融合：使膜带电子或制成膜聚合脂质体
- （3）贮存稳定性差
- （4）静脉注射破裂

（六）举例

举例
- 盐酸柔红霉素脂质体浓缩液
  - 主药：柔红霉素
  - 骨架材料：二硬脂酰磷脂酰胆碱和胆固醇
  - 水化脂质薄膜：柠檬酸
  - 分散液：蔗糖、甘氨酸
- 两性霉素 B 脂质体冻干制品
  - 主药：两性霉素
  - 骨架材料：氢化大豆卵磷脂、二硬脂酰磷脂酰甘油
  - 改善膜流动性：胆固醇
  - 抗氧化剂：维生素 E
  - 缓冲剂：六水琥珀酸二钠

三、微球

（一）概述

1. 定义　药物溶解或者分散在高分子材料基质中形成的微小球状实体基质型骨架微粒，粒径范围：$1 \sim 500 \mu m$，粒径小于 500nm 的称纳米球。

2. 分类（根据靶向性原理）
- 普通注射微球
- 栓塞性微球
- 磁性微球
- 生物靶向性微球

3. 作用特点
- 缓释性
- 靶向性
- 降低毒副作用

4. 质量要求
- 粒子大小与粒度分布（跨度评价）
- 载药量（含药量）
- 有机溶剂残留检查
- 体外释放实验：连续流动系统、动态渗析系统和桨法等

（二）微球载体材料及药物分散状态

1. 载体材料
- 天然聚合物：淀粉、白蛋白、明胶、壳聚糖和葡聚糖等
- 合成聚合物：聚乳酸（PLA）、聚丙交酯、聚乳酸-羟乙酸（PLGA）、聚丙交酯乙交酯（PLCG）、聚己内酯和聚羟丁酸等

2. 药物分散状态
- 溶解在微球内
- 以结晶状态镶嵌在微球内
- 吸附或镶嵌在微球表面

（三）微球的用途、存在问题及举例

1. 用途
- 抗癌药物载体
- 多肽载体
- 疫苗载体
- 局麻药实现长效缓释

2. 存在的问题
- 载药量有限
- 产业化问题
  - 无菌或灭菌条件
  - 突释现象的控制
  - 有机溶剂残留

3. 举例（注射用利培酮微球）
- 主药：利培酮
- 生物可降解载体材料：PLGA

四、微囊

（一）概述

1. 定义　将固态或液态药物（称为囊心物）包裹在天然的或合成的高分子材料（称为囊材）中而形成的微小囊状物，粒径在 $1\sim250\mu m$，微囊可进一步制成片剂、胶囊和注射剂等制剂。

2. 特点
- 提高药物的稳定性：β-胡萝卜素、阿司匹林和挥发油类等
- 掩盖药物的不良臭味：大蒜素、鱼肝油等
- 防止药物在胃内失活或减少对胃的刺激性：尿激酶、红霉素和氯化钾等
- 控制药物的释放：复方甲地孕酮微囊注射剂、慢心律微囊骨架片
- 液态药物固态化：油类、香料和脂溶性维生素
- 减少药物的配伍变化：阿司匹林与氯苯那敏
- 使药物浓集于靶区：治疗指数低的药物或细胞毒素药物

3. 质量要求
- 囊形
- 粒径
- 载药量与包封率
- 药物释放速率：桨法、转篮法

（二）微囊化材料

1. 囊心物
- 主药
- 附加剂

2. 囊材
- 天然高分子材料
  - 明胶
  - 阿拉伯胶
  - 海藻酸盐
  - 壳聚糖
  - 蛋白质类
- 半天然高分子材料
  - 羧甲基纤维素钠
  - 醋酸纤维素酞酸酯
  - 乙基纤维素
  - 甲基纤维素
  - 羟丙甲纤维素
- 合成高分子材料
  - 非生物降解材料
    - 不受 pH 影响的囊材：聚酰胺，硅橡胶等
    - 一定 pH 下溶解的囊材：聚丙烯酸树脂类、聚乙烯醇
  - 生物降解材料
    - 聚碳酯
    - 聚氨基酸
    - 聚乳酸
    - 丙交酯-乙交酯共聚物
    - 聚乳酸-聚乙二醇嵌段共聚物

（三）释药机制及影响释药因素

1. 释药机制
- 透过囊壁扩散：物理过程
- 囊壁的消化降解：生化过程
- 囊壁的破裂或溶解：物理化学过程

2. 影响释药速率因素
- 药物理化性质：溶解度愈小，释放愈慢
- 囊材的类型及组成：（释药速率）明胶>乙基纤维素>苯乙烯-马来酐共聚物>聚酰胺
- 微囊的粒径：粒径越小，释药越快
- 囊壁厚度：囊壁越厚释药越慢
- 工艺条件及释放介质

（四）微囊举例

举例
（吲哚美辛微囊）
- 主药：吲哚美辛
- 天然高分子囊材：明胶和阿拉伯胶
- pH调节剂：10%醋酸溶液
- 固化剂：37%甲醛溶液

 高频考点速记

1. 包合物是由主分子和客分子构成的：分子囊。

2. 关于β-CD包合物优点的不正确表述是：使药物具靶向性。

3. 制备包合物常用的材料是：β-环糊精。

4. 水溶性环糊精衍生物是：羟丙基-β-环糊精。

5. 肠溶性固体分散物载体是：Ⅱ号丙烯酸树脂。

6. 固体分散体的水溶性载体材料是：聚乙烯吡咯烷酮。

7. 固体分散体的难溶性载体材料是：乙基纤维素。

8. 药物在固体分散物中的分散状态包括：分子状态；胶态；微晶；无定形。

9. 不能作为固体分散体载体材料的是：微晶纤维素。

10. 关于难溶性药物速释型固体分散体的叙述，错误的是：载体材料提高了药物分子的再聚集性。

11. 制备缓释固体分散体的载体材料是：EC。

12. 制备速释固体分散体的载体材料是：PVP。

13. 简单低共熔混合物中药物存在形式是：微晶。

14. 固态溶液中药物存在形式是：分子状态。

15. 共沉淀物中药物存在形式：无定形。

16. 可以用作滴丸剂水溶性基质的是：PEG 6000。

17. 关于滴丸和微丸的错误表述是：微丸的直径应大于 2.5mm。

18. 药物与适当基质加热熔化后，在冷凝液中收缩冷凝而制成的小丸状制剂称为：滴丸。

19. 药物与辅料构成的直径小于 2.5mm 的球状实体称为：微丸。

20. 适合制备难溶性药物灰黄霉素滴丸的基质是：PEG。

21. 滴丸剂中用作油溶性基质：单硬脂酸钠。

22. 滴丸剂中用作冷凝剂：二甲基硅油。

23. 制备脂质体常用的材料是：磷脂和胆固醇。

24. 脂质体膜材：磷脂类。

25. 脂质体的特点：具有靶向性；具有缓释性；具有细胞亲和性与组织相容性。

26. 不是影响口服缓释、控释制剂设计的药物理化因素是：熔点；密度。

27. 口服缓释、控释制剂的特点不包括：有利于降低肝首过效应。

28. 影响口服缓释、控释制剂设计的理化因素：剂量大小；解离度和水溶性；分配系数；稳定性；pK_a。

29. 哪些属于缓释、控释制剂：胃内滞留片；植入剂；

骨架片；渗透泵片。

30. 制备缓释、控释制剂的工艺中，基于降低溶出速度而设计的是：与高分子化合物生成难溶性盐或酯。

31. 属于不溶性骨架材料的是：乙基纤维素。

32. 常用的亲水胶体骨架是：羟丙甲纤维素。

33. 聚合物骨架型经皮吸收制剂中有一层吸水垫，其作用是：吸收过量的汗液。

34. 属于不溶性骨架材料的是：硅橡胶。

35. 骨架型缓释、控释制剂包括：骨架片；生物黏附片；骨架型小丸。

36. 经皮吸收制剂常用的压敏胶有：聚异丁烯；聚丙烯酸酯；硅橡胶。

37. 以零级速率释放药物的经皮吸收制剂的类型是：多储库型。

38. 有关经皮吸收制剂的正确表述是：可以避免肝脏的首过效应；可以维持恒定的血药浓度；可以减少给药次数；常称为透皮治疗系统（TTS）；低熔点的药物容易渗透通过皮肤。

39. 对药物经皮吸收有促渗透作用的有：表面活性剂；二甲基亚砜（DMSO）；月桂氮䓬酮；植物油。

40. 控释小丸或膜控型片的包衣中加入 PEG 的目的是：致孔剂。

41. 药物透皮吸收是指：药物通过表皮，被毛细血管和淋巴吸收进入体循环的过程。

42. 可用于制备溶蚀性骨架片：单硬脂酸甘油酯。

43. 可用于制备不溶性骨架片：无毒聚氯乙烯。

44. 渗透泵型控释制剂常用的半透膜材料：醋酸纤维素。

45. 渗透泵型控释制剂的促渗聚合物：PVP。

46. 渗透泵型控释制剂中具有高渗透压的渗透促进剂：氯化钠。

47. 通过避免生理过程的自然吞噬使药物选择性地浓集于病变部位的靶向制剂称为：主动靶向制剂。

48. 评价靶向制剂靶向性的参数：相对摄取率；靶向效率；峰浓度比。

49. 不具有靶向性的制剂是：混悬型注射液；口服乳剂。

50. 不属于物理化学靶向制剂的是：免疫靶向制剂。

51. 微囊的特点有：减少药物的配伍变化；使液态药物固态化；掩盖药物的不良嗅味；提高药物的稳定性。

52. 影响微囊中药物释放速度的因素包括：囊壁的厚度；微囊的粒径；药物的性质；囊壁的物理化学性质。

53. 人工合成的可生物降解的微囊材料是：聚乳酸。

54. 水不溶性半合成高分子囊材：乙基纤维素。

55. 常用于制备微囊的囊材是：明胶。

56. 以明胶为囊材用单凝聚法制备微囊时，常用的固化剂是：甲醛。

57. 微球载体材料：白蛋白。

58. 不要求进行无菌检查的剂型是：吸入粉雾剂。

59. 属于控释制剂的是：硝苯地平渗透泵片。

60. 关于脂质体特点和质量要求的说法，正确的是：脂质体为被动靶向制剂，在其载体上结合抗体、糖脂等也可使其具有特异性靶向性。

61. （对比记忆）

（1）在脂质体的质量要求中表示微粒（靶向）制剂中所含药物量的项目是：载药量。

（2）在脂质体的质量要求中，表示脂质体化学稳定性的项目是：磷脂氧化指数。

（3）在脂质体的质量要求中，表示脂质体物理稳定性的项目是：渗漏率。

62. 控释片要求缓慢地恒速释放药物，并在规定时间内以零级或接近零级速度释放，符合硝苯地平控释片释放的曲线是：

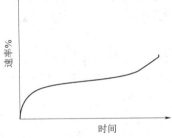

63. 由于角质层的屏障作用，全身吸收很少，药效发挥较慢，常用作局部治疗的是：经皮吸收制剂。

64. 关于缓释和控释剂特点的说法，错误的是：临床用药时，方便剂量调整。

65. 固体分散体中，药物与载体形成低共熔混合物时，药物的分散状态是：微晶态。

66. （对比记忆）

（1）常用作栓塞治疗给药的靶向制剂是：微球。

（2）具有主动靶向作用的靶向制剂是：免疫脂质体。

（3）基于病变组织与正常组织间酸碱性差异的靶向制剂是：pH 敏感脂质体。

67. （对比记忆）

（1）可用于调节缓释制剂中药物释放速度的是：硬脂醇。

（2）可用于增加难溶性药物的溶解度的是：β－环

糊精。

（3）以 PEG6000 为滴丸基质时，可用作冷凝液的是：液状石蜡。

68. 脂质体是一种具有多种功能的药物载体，不属于其特点的是：组织不相容性。

69. PEG-DSPE 是一种 PEG 化脂质材料，常用于对脂质体进行 PEG 化，降低与单核-巨噬细胞的亲和力。盐酸多柔比星脂质体以 PEG-DSPE 为脂质体属于：长循环脂质体。

70. 缓释、控释制剂的释药原理有：扩散原理；溶出原理；溶蚀与溶出、扩散结合原理；渗透压驱动原理；离子交换原理。

第六章 药物的体内过程

第一节 药物体内过程

 必备考点提示

1. 药物吸收、分布、代谢、排泄、转运、处置和消除的定义和意义。
2. 药物的转运方式。

 必备考点精编

一、药物的体内过程

表6-1 药物体内过程和定义

药物的体内过程	定　义
吸收	药物从给药部位进入体循环的过程
分布	药物进入体循环后向各组织、器官或者体液转运的过程
代谢	药物在吸收过程或进入体循环后，受体内酶系统的作用，结构发生转变的过程
排泄	药物及其代谢产物排出体外的过程
转运	药物的吸收、分布和排泄过程
处置	药物的分布、代谢和排泄过程
消除	药物代谢与排泄过程

二、药物的跨膜转运

表 6-2 药物各种跨膜转运方式

跨膜转运方式		浓度梯度	载体或酶	能量	饱和现象	竞争抑制现象	部位特异性	药物
被动转运	滤过	顺	不需要	不消耗	无	无	无	水溶性小分子药物
	简单扩散							大多数药物
载体转运	主动转运	逆	需要	消耗	有	有	有	胆酸、维生素 B_2、维生素 B_{12}、一些生命必需物质（如 K^+、Na^+、I^-、单糖、氨基酸及水溶性维生素）和有机酸、碱等弱电解质的离子型化合物
	易化扩散	顺	需要	不消耗	有	有	有	转运速率>被动转运 单糖类和氨基酸等高极性物质（在小肠上皮细胞、脂肪细胞和血脑屏障血液侧的细胞膜的转运），核苷类药物等
膜动转运		—	—	—	—		有	蛋白质、多肽类和微粒给药系统等

第二节 药物的胃肠道吸收

 必备考点提示

影响吸收的生理、药物及剂型因素。

必备考点精编

一、药物胃肠道吸收的影响因素

表6-3 药物胃肠道吸收的影响因素

影响因素			特　点
生理因素	胃肠液的成分与性质		①主动转运吸收的药物一般不受消化道 pH 变化的影响 ②胆盐能增加难溶性药物的溶解，提高药物的吸收速率和程度 ③胆盐也与一些药物形成难溶性盐，从而降低药物吸收，如新霉素、制霉菌素和多黏菌素 E 等
	胃肠道运动		一般药物与吸收部位的接触时间越长，药物吸收愈好
	胃排空	影响因素	饮食的类型	脂肪>蛋白质>糖类（胃排空速率）
			饮食的容量	胃内容物体积大，服药时饮用大量水，促进胃排空
			胃内容物的物理状态	①低黏度液体比高黏度液体易排空 ②溶液及细粒子混悬液比团块状物易排空 ③渗透压低的溶液剂比渗透压高的糖浆剂易排空
			药物	如抗胆碱药普罗本辛、麻醉药吗啡、解热镇痛药阿司匹林、β-肾上腺素能药异丙肾上腺素等能减小胃排空速率，而 β-受体阻滞剂普萘洛尔能增加胃排空速率
		胃排空快		①在胃吸收的药物吸收会减少，如水杨酸盐 ②在肠道吸收的药物吸收会加快或增多，如阿司匹林、安定、左旋多巴等 ③在胃内易破坏的药物破坏减少，吸收增加，如红霉素、左旋多巴 ④作用在胃的药物，疗效可能下降，如氢氧化铝凝胶、三硅酸镁、胃蛋白酶、硫糖铝等 ⑤胃内溶解的药物和某些难以溶解的药物吸收减少，如螺内酯、氢氯噻嗪等 ⑥在肠道特定部位吸收的药物，导致吸收减少

续表

影响因素			特　点
生理因素	胃排空	胃排空慢	①影响需立即产生作用的药物及时发挥药效 ②延迟肠溶制剂疗效的出现 ③对需在十二指肠通过载体转运的方式主动吸收的药物吸收增多
	胃肠道代谢作用		
	循环系统	胃肠血流速度和血流量	
		肝脏首过效应	药物的首过效应越大，被代谢越多，血药浓度越小
		淋巴循环	①油脂或结构与脂肪类似的药物及大分子药物通过淋巴液进入全身循环 ②不受肝脏首过效应的影响 ③脂肪使药物经淋巴系统的转运量增加
	食物		①消耗胃肠内水分，使固体制剂的崩解、药物的溶出变慢 ②增加胃肠道内容物的黏度，使药物吸收变慢 ③延长胃排空时间 ④特别是脂肪促进胆汁分泌，增加一些难溶性药物的吸收量 ⑤改变胃肠道 pH，影响弱酸弱碱性药物吸收 ⑥与药物产生物理或化学相互作用，影响吸收 ⑦通过影响胃排空，提高一些主动转运及有部位特异性转运药物的吸收
	特殊人群		
药物因素	脂溶性和解离度		①脂溶性大的药物易于透过细胞膜，分子型药物比离子型药物易于透过细胞膜 ②分子型药物与离子型药物比例与吸收部位的 pH 有关 ③药物的脂溶性与药物的脂水分配系数有关 ④药物脂水分配系数的对数值应为正数，而且小于 5（$\lg P < 5$），才比较合适

续表

影响因素			特 点
药物因素	溶出速度		影响一些难溶性药物或溶出速度很慢的药物吸收的主要原因
			增加药物颗粒的表面积和溶解度可增加药物的溶出速率
		方法	①药物微粉化技术减少粒径增加表面积 ②加入表面活性剂促进粉末表面的湿润 ③亚稳定型具有较高的溶解度和溶出速度 ④溶解度和溶出速度的顺序：水合物<无水物<有机溶剂化物
	药物在胃肠道中的稳定性		
剂型因素	剂型的影响		口服剂型药物的生物利用度的顺序为：溶液剂>混悬剂>胶囊剂>片剂>包衣片
	制剂处方的影响	液体制剂	①增黏剂 ②络合物与络合作用 ③吸附剂与吸附作用 ④表面活性剂
		固体制剂	①药物颗粒大小 ②固体制剂辅料 ③制剂包衣
		制剂制备工艺（以片剂为例）	①原辅料混合方法 ②制粒操作和颗粒质量 ③压片时的压力等

二、生物药剂学分类系统

表6-4 生物药剂学分类系统与特点

分类	特 点	改善药物吸收的方法
Ⅰ型	溶解度好 渗透性好	—
Ⅱ型	溶解度低 渗透性好	①增加药物的溶解度 ②增加药物的溶出速度

续表

分类	特　　点	改善药物吸收的方法
Ⅲ型	溶解度好 渗透性低	①增加药物的脂溶性 ②选用渗透促进剂 ③选用合适的微粒给药系统
Ⅳ型	溶解度低 渗透性低	①采用微粒给药系统靶向给药 ②制备前体药物

第三节　药物的非胃肠道吸收

 必备考点提示

1. 注射途径与吸收特点，影响注射给药吸收的因素。

2. 肺部、皮肤吸收的特点及影响因素。

3. 鼻腔、口腔及眼部的生理环境与影响药物吸收的因素。

 必备考点精编

一、注射部位的吸收

（一）注射途径与吸收特点

表 6-5　注射途径与特点

	静脉注射	肌内注射	皮下注射	皮内注射	动脉内注射
注射量	—	2~5ml	—	0.2ml 以内	—
特点	无吸收过程，生物利用度100%	油溶液、混悬剂起长效作用	需延长作用时间的药物	只用于诊断与过敏试验	用于肿瘤治疗，可提高疗效和降低毒性
举例			胰岛素、植入剂	—	抗肿瘤药物

（二）影响吸收的因素

影响吸收的因素
- 生理因素
  - 注射部位血流状态：三角肌>大腿外侧肌>臀大肌
  - 淋巴液的流速：影响水溶性大分子药物或油溶媒注射液的吸收
  - 按摩与热敷
  - 运动
- 药物理化性质
  - 分子量：分子量很大的药物以淋巴系统为主要吸收途径
  - 溶解度：混悬型注射液、非水溶媒注射液吸收的限速因素
  - 蛋白结合
- 处方组成：水溶液>水混悬液>油溶液>O/W型乳剂>W/O型乳剂>油混悬液

二、肺部吸收

1. 吸收特点
- 迅速吸收
- 无肝首过效应

2. 影响因素
- 生理因素
  - 纤毛运动
  - 呼吸道直径
  - 代谢酶
  - 喷雾药械的使用方法
- 药物理化性质
  - 药物的脂溶性与脂水分配系数
  - 药物的吸湿性：吸湿性强的药物，易在上呼吸道截留
  - 药物粒子大小
    - >10μm 的粒子沉积于气管
    - 2~10μm 的粒子到达支气管与细支气管
    - 2~3μm 的粒子到达肺泡
    - 太小的粒子易通过呼气排出
- 制剂因素

三、黏膜吸收

（一）鼻腔给药

1. 优点
- 鼻黏膜内的丰富血管和鼻黏膜的渗透性大有利于吸收
- 避免肝脏首过效应，消化道黏膜代谢和药物在胃肠液中的降解
- 某些药物吸收程度和速度可与静脉注射相当
- 鼻腔内给药方便易行

2. 影响因素

生理因素
- 吸收途径：脂质途径（为主）；水性孔道（亲水性药物或离子型药物吸收）
- 无肝脏首过效应及药物在胃肠道中的降解
- 鼻黏膜纤毛运动：缩短药物在鼻腔吸收部位滞留时间，影响药物的生物利用度

剂型因素
- 剂型
- 药物脂溶性和解离度
- 多肽蛋白质类药物：通过水性孔道吸收，通过吸收促进剂来增加的鼻黏膜穿透作用
- 表面活性剂和胆酸盐：能够增大药物的鼻黏膜渗透能力
- 增加药物在鼻黏膜的滞留时间，提高药物的吸收

（二）口腔黏膜给药

1. 特点
- 可发挥局部或全身治疗作用
- 减少肝脏的首过效应、胃肠道中的酶解和酸解作用
- 局部作用：溶液型或混悬型漱口剂、气雾剂和膜剂等剂型
- 全身作用：舌下片、黏附片和贴片等剂型

2. 影响因素
- 生理因素
  - 全身用药途径：颊黏膜吸收和舌下黏膜吸收
  - 渗透能力：舌下黏膜>颊黏膜
  - 颊黏膜有利于多肽、蛋白质类药物吸收，有利于控释制剂的释放
  - 口腔局部环境的 pH 可能被药物改变
  - 具有苦味的药物和赋形剂应用受到限制
- 剂型因素
  - 药物的理化性质
  - 吸收促进剂：金属离子络合剂、脂肪酸、胆酸盐和表面活性剂等

（三）眼部给药

1. 吸收途径
- 角膜
- 结膜

2. 影响因素
- 角膜的通透性：药物分子具两亲性容易透过角膜
- 制剂角膜前流失：甲基纤维素和聚乙烯醇等增加制剂黏度，减少流失
- 制剂的 pH 和渗透压
- 药物理化性质
  - 角膜：脂溶性药物吸收
  - 结膜：亲水性药物及多肽蛋白质类药物吸收

四、皮肤给药

1. 转运途径
- 表皮途径：主要途径
- 附属器途径：比表皮途径快，离子型药物及水溶性大分子药物的转运途径

2. 影响因素

生理因素
- 个体差异
- 身体各部位皮肤渗透性：阴囊>耳后>腋窝区>头皮>手臂>腿部>胸部
- 皮肤的水化作用：水化的角质层密度降低，渗透性变大
- 代谢酶
- 蓄积作用：有利于皮肤疾病的治疗
- 病理状态

剂型因素
- 脂溶性：脂水分配系数大的药物透皮速率大
- 药物分子量：药物体积大，通过角质层的扩散系数小
- 低熔点的药物容易渗透通过皮肤
- 分子型药物容易渗透通过皮肤
- 剂型：同一剂型不同的处方组成，药物的透皮速率亦可能有很大的不同

第四节　药物的分布、代谢和排泄

必备考点提示

1. 药物分布的影响因素及药物淋巴转运的特点。

2. 血-脑屏障及胎盘屏障。

3. 药物代谢特点、代谢过程及其影响因素与首过效应。

4. 药物的肾排泄、胆汁排泄与肠-肝循环。

 必备考点精编

一、药物分布

1. 影响分布的因素
- 药物与组织的亲和力
- 血液循环系统
- 药物与血浆蛋白结合的能力
  - 药物的理化性质
  - 给药剂量
  - 药物与蛋白质的亲和力
  - 药物相互作用
  - 生理因素
- 微粒给药系统

2. 淋巴系统转运
- 脂肪和蛋白质等大分子物质转运依赖淋巴系统
- 避免首过效应
- 传染病、炎症和癌转移时，药物向淋巴系统转运
- 利用脂质体、微球和乳剂等载体，将药物带入淋巴系统中发挥作用

3. 脑内分布 药物的亲脂性是药物透过血-脑屏障的决定因素。

4. 胎儿内分布
- 被动转运：非解离型药物脂溶性越大越易透过
- 主动转运
  - 糖类：载体参与，促进扩散机制转运至胎盘
  - K^+、Na^+和氨基酸等化合物

二、药物代谢

药物代谢 {
  代谢产物 {
    失去治疗活性：普鲁卡因
    药物活性降低：氯丙嗪
    药物活性增加：非那西汀
    药理作用激活：前体药物
    产生毒性代谢物：异烟肼
    原形或部分代谢
  }
  代谢部位：主要在肝脏
  首过效应
  药物代谢酶系统 {
    微粒体药物代谢酶系统
    非微粒体酶
  }
  药物代谢反应类型 {
    第 I 相反应
    第 II 相反应
  }
  影响代谢的因素 {
    给药途径和剂型
    给药剂量
    代谢反应的立体选择性
    酶诱导作用和抑制作用
    基因多态性
    生理因素
  }
}

三、药物排泄

1. 肾排泄 {
  过程 {
    肾小球滤过：游离药物以膜孔扩散方式滤过
    肾小管分泌：主动转运过程
    肾小管重吸收：被动重吸收（主要）和主动重吸收
  }
  影响因素 {
    药物的脂溶性
    尿液 pH 和尿量
    血浆蛋白结合率
    合并用药
    肾脏疾病
  }
}

2. 胆汁排泄 Vit A、Vit D、Vit E、Vit B$_{12}$、性激素、甲状腺激素及这些药物代谢产物。

3. 肠-肝循环 随胆汁排入十二指肠的药物或其代谢物，在肠道中重新被吸收，经门静脉返回肝脏，重新进入血液循环的现象。如己烯雌酚、卡马西平、氯霉素、吲哚美辛和螺内酯等。

4. 其他途径 乳汁、唾液、汗液和肺。

 高频考点速记

1. 药物吸收后，可以：经肾脏排出、经肺排出、经肠道排出和经胆囊排出。

2. 药物与血浆蛋白结合后：影响药物代谢，减慢药物排泄。

3. 脂溶性药物从胃肠道吸收，主要是通过：简单扩散吸收。

4. 不是药物胃肠道吸收机理的是：渗透作用。

5. 关于药物通过生物膜转运特点的正确表述是：被动扩散的物质可由高浓度区向低浓度区转运，转运的速度为一级速度。

6. 关于药物采用简单被动转运的错误表述是：需要载体参与。

7. 2~5ml 的给药方法是：肌内注射。

8. 1~2ml 的给药方法是：皮下注射。

9. 0.2ml 以下的给药方法是：皮内注射。

10. 直接进入体循环，不存在吸收过程，可以认为药物百分百利用的是：静脉注射。

11. 注射于真皮与肌肉之间软组织内的给药途径为：皮下注射。

12. 注射吸收差，只适用于诊断与过敏试验：皮内注射。

13. 从胆汁中排出的药物代谢物，在小肠中转运期间又重吸收返回门静脉的现象：肠肝循环。

14. 单位时间内胃内容物的排出量：胃排空速率。

15. 药物从给药部位向循环系统转运的过程：吸收。

16. 关于眼用药物吸收途径及影响吸收因素的叙述，正确的有：滴眼剂的刺激性较大时，能影响药的吸收利用、降低药效；滴眼剂的黏度增大，可使药物与角膜接触时间延长，有利于药物吸收；滴眼剂的黏度增大，可降低药物的刺激性。

17. 多以气雾剂给药，吸收面积大，吸收迅速且可避免首过效应的是：肺部给药。

18. 血管相当丰富，是栓剂的良好吸收部位的是：直肠。

19. 降解酶较少，有可能是蛋白质、多肽类药物吸收较理想的部位的是：直肠。

20. 药物的主要代谢器官，其中含有丰富的微粒体酶系：肝脏。

21. 排泄药物及其代谢物的最主要器官是：肾脏。

22. 关于直肠给药栓剂的正确表述有：对胃有刺激性的药物可直肠给药；药物的吸收比口服干扰因素少；既可以产生局部作用，也可以产生全身作用。

23. 可完全避免肝脏首过效应的是：舌下给药；静脉滴注给药；经皮给药系统；阴道给药。

24. 有关生物利用度的描述正确的是：无定型药物的生物利用度大于稳定型的生物利用度。

25. 影响药物透皮吸收的因素有：药物的分子量；基

质的特性与亲和力；透皮吸收促进剂；皮肤的渗透性。

26. 影响药物胃肠道吸收的生理因素不包括：药物在胃肠道中的稳定性。

27. 口服剂型在胃肠道中吸收快慢的顺序一般认为是：溶液剂>混悬剂>胶囊剂>片剂>包衣片。

28. 有肝脏首过效应的吸收途径是：胃黏膜吸收。

29. 某些药物促进自身或其他合用药物代谢的现象属于：酶诱导作用。

30. 通过细胞膜的主动变形将药物摄入细胞内或从细胞内部释放到细胞外的过程属于：膜动转运。

31. 关于药物经皮吸收及其影响因素的说法，错误的是：皮肤给药只能发挥局部治疗作用。

32. 药物的剂型对药物的吸收有很大影响，下列剂型中，药物吸收最慢的是：包衣片。

33. 高血浆蛋白结合率药物的特点是：与高血浆蛋白结合率的药物合用出现毒性反应。

34. 药物代谢的主要部位是：肝。

35. （对比记忆）

（1）药物借助载体或酶促系统，消耗机体能量，从膜的低浓度向高浓度一侧转运的药物转运方式是：主动转运。

（2）在细胞膜载体的帮助下，由膜的高浓度一侧向低浓度一侧转运，不消耗能量的药物转运方式是：易化扩散。

（3）药物扩散速度取决于膜两侧药物的浓度梯度、药物的脂水分配系数及药物在膜内扩散速度的药物转动方式是：简单扩散。

36. （对比记忆）

（1）青霉素过敏性试验的给药途径是：皮内注射。

（2）短效胰岛素的常用给药途径是：皮下注射。

37. 药物的物理化学因素和患者的生理因素均影响药物吸收，属于影响药物吸收的物理化学因素有：溶出速度；脂溶性；在胃肠道中的稳定性；解离度。

38. 某药物首过效应大，适应的制剂有：舌下片；经皮制剂；注射剂。

39. 药物经皮渗透速率与其理化性质相关。下列药物中，透皮速率相对较大的是：脂溶性大的药物。

40. 无吸收过程，直接进入体循环的注射给药方式是：静脉注射。

41. 大部分口服药物在胃肠道中最主要的吸收部位是：小肠。

42. 下列给药途径中，产生效应最快的是：吸入给药。

43. 随胆汁排出的药物或代谢、在肠道转运期间重吸收而返回门静脉的现象是：肠-肝循环。

44. （对比记忆）

（1）借助载体，由膜的高浓度一侧向低浓度一侧转运，不消耗能量的药物：易化扩散。

（2）扩散素的取决于膜两侧的药物的浓度梯度，药物的脂水分配系数及药物速度的药物转运方式是：简单扩散。

（3）借助载体或酶促系统，消耗机体能量，从膜的低浓度一侧向高浓度药物转运的方式是：主动转运。

45. （对比记忆）

（1）药物从给药部位进入体循环的过程是：药物的吸收。

（2）药物从体内向组织转运的过程：药物的分布。

46. 下列剂型给药可以避免"首过效应"的有：注射剂；气雾剂；舌下片。

第七章 药效学

第一节 药物的基本作用

 必备考点提示

1. 药物的基本作用特点与选择性。
2. 药物的治疗作用。

 必备考点精编

一、药物的基本作用

基本作用
├─ 药物作用：药物与机体生物大分子相互作用所引起的初始作用，是动因
├─ 药理效应：机体反应的具体表现，是药物作用的结果
├─ 特点
│   ├─ 机体器官原有功能水平的改变，功能的增强为兴奋，功能的减弱为抑制
│   ├─ 在不同器官的同一组织，也可产生不同效应
│   └─ 分为局部作用和全身作用
└─ 药物作用的选择性
    ├─ 选择性高的药物，作用范围窄，只影响机体的一种或几种功能
    ├─ 选择性差的药物作用广泛，可影响机体多种功能
    ├─ 药物对受体作用的特异性与药理效应的选择性不一定平行
    ├─ 药物的选择性一般是相对的，有时与药物的剂量有关
    └─ 药物作用选择性是药物分类和临床应用的基础

二、药物的治疗作用

$$
治疗作用
\begin{cases}
对因治疗
\begin{cases}
抗生素杀灭病原微生物 \\
铁剂治疗缺铁性贫血 \\
补充体内营养或 \\
\quad 代谢物质不足
\end{cases} \\[2em]
对症治疗
\begin{cases}
解热镇痛药降体温、缓解疼痛 \\
硝酸甘油缓解心绞痛 \\
抗高血压药降血压
\end{cases}
\end{cases}
$$

第二节 药物的剂量与效应关系

 必备考点提示

药物的量-效关系及效能、效价、ED_{50}、LD_{50}和治疗指数等的临床意义。

表 7-1 药物的量效关系及相关概念

项目	概　念
量-效关系	药物剂量与效应关系
量-效曲线（S形曲线）	纵坐标——药理效应强度，横坐标——药物剂量或浓度的对数值
量反应	可用数或量或最大反应的百分率表示，例如血压、心率、尿量和血糖浓度等
质反应	一般以阳性或阴性、全或无的方式表示，如存活与死亡、惊厥与不惊厥、睡眠与否等
斜率	①斜率大的药物，药量微小的变化，即可引起效应的明显改变 ②在一定程度上反映了临床用药剂量安全范围
最小有效量	引起药理效应的最小药量，也称阈剂量
最大效应（E_{max}）或效能	①一定范围内，效应的最大值 ②反映了药物的内在活性 ③在质反应中阳性率达100%

续表

项目	概　　念
效价强度	①引起作用性质相同的药物之间的等效反应（一般采用50%效应量）的相对剂量或浓度 ②反映药物与受体的亲和力，其值越小则强度越大，即用药量越大者效价强度越小 ③ 图 7-1　各种利尿药的效价强度及最大效应比较 效价强度：环戊噻嗪＞氢氯噻嗪＞呋塞米＞氯噻嗪 效能：呋塞米＞环戊噻嗪＝氢氯噻嗪＝氯噻嗪
半数有效量（ED_{50}）	引起50%阳性反应（质反应）或50%最大效应（量反应）的浓度或剂量
	效应指标为惊厥或死亡，则分别称为半数惊厥量或半数致死量（LD_{50}）
	药物的安全性一般与其 LD_{50} 的大小成正比，与 ED_{50} 成反比
	治疗指数（TI）：LD_{50} 与 ED_{50} 的比值表示
	药物安全范围：ED_{95} 和 LD_5 之间的距离，其值越大越安全

续表

项目	概 念
半数有效量 （ED$_{50}$）	药物的安全性：综合考虑治疗指数和药物在最大有效量时的毒性 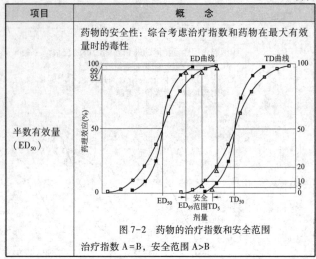 图7-2　药物的治疗指数和安全范围 治疗指数 A=B，安全范围 A>B

第三节　药物的作用机制与受体

 必备考点提示

1. 药物的九种作用机制。
2. 受体理论、类型、性质、调节和信号转导。
3. 受体的激动药和拮抗药。

 必备考点精编

一、药物的作用机制

表7-2　药物的作用机制

药物作用机制	举　例
作用于受体	①胰岛素激活胰岛素受体

续表

药物作用机制		举 例
作用于受体		②阿托品阻断副交感神经末梢支配效应器细胞上的 M 胆碱受体 ③肾上腺素激活 α、β 受体
影响酶的活性	抑制酶活性	①抗高血压药物依那普利抑制血管紧张素转化酶 ②解热镇痛抗炎药阿司匹林抑制环氧酶（COX） ③治疗充血性心力衰竭药地高辛抑制 Na^+，K^+ - ATP 酶
	激活酶活性	①尿激酶激活血浆纤溶酶原 ②碘解磷定复活胆碱酯酶
影响细胞膜离子通道		①利多卡因抑制 Na^+ 通道，产生局麻作用 ②硝苯地平阻滞 Ca^{2+} 通道，产生降压作用 ③抗心律失常药影响 Na^+、K^+ 或 Ca^{2+} 通道 ④阿米洛利阻滞肾小管 Na^+ 通道 ⑤米诺地尔激活血管平滑肌 ATP 敏感的 K^+ 通道
干扰核酸代谢		①氟尿嘧啶通过干扰癌细胞的蛋白质合成而发挥抗癌作用 ②磺胺类抗菌药通过抑制敏感细菌体内叶酸的代谢而干扰核酸的合成，发挥作用 ③喹诺酮类通过抑制细菌 DNA 回旋酶和拓扑异构酶 Ⅳ 发挥杀菌作用 ④齐多夫定通过抑制核苷逆转录酶，抑制 DNA 链的增长发挥治疗艾滋病的作用
补充体内物质		铁剂治疗贫血、胰岛素治疗糖尿病等
改变细胞周围环境的理化性质		①口服抗酸药氢氧化铝、三硅酸镁中和胃酸，用于治疗胃溃疡 ②静脉注射甘露醇产生高渗透压而利尿 ③二巯基丁二酸钠等络合剂络合汞、砷等重金属离子，促使其随尿排出以解毒 ④渗透性泻药硫酸镁和血容量扩张剂右旋糖酐等通过局部形成高渗透压而产生相应的效应

续表

药物作用机制	举 例
影响生理活性物质及其转运体	①噻嗪类利尿药抑制肾小管 Na^+-Cl^- 转运载体，从而抑制 Na^+-K^+、Na^+-H^+ 交换发挥作用 ②丙磺舒竞争性抑制肾小管对弱酸性代谢物的转运体，抑制原尿中尿酸再吸收，治疗痛风
影响机体免疫功能	①免疫抑制药（环孢素）及免疫调节药（左旋咪唑）通过影响机体免疫机制发挥疗效 ②某些药物本身就是抗体（丙种球蛋白）或抗原（疫苗）
非特异性作用（理化性质）	①消毒防腐药使蛋白变性 ②酚类、醇类、醛类和重金属盐类等使蛋白沉淀 ③碳酸氢钠、氯化铵等利用自身酸碱性，产生中和反应或调节血液酸碱平衡 ④维生素、多种微量元素等补充机体缺乏的物质

二、药物作用与受体

表7-3 受体理论

项目		内　容
受体理论	占领学说	药物须占领受体才能发挥作用
		药物效应与被占领的受体数量成正比
		药物效应与药物-受体之间的亲和力和药物的内在活性相关
		药物效应与药物效能有关
	速率学说	药物作用取决于药物与受体结合及分离速率
	二态模型学说	受体存在活化态和失活状态
		药物作用取决于与哪一种状态受体结合及形成复合物的比例

表 7-4 药物作用与受体

药物作用与受体	内　　容		
受体的类型	G 蛋白偶联受体		
	配体门控的离子通道受体	配体门控离子通道	
		电压门控离子通道	
	酶活性受体	酪氨酸激酶受体	
		非酪氨酸激酶受体	
	细胞核激素受体		
受体的性质	①饱和性；②特异性；③可逆性；④灵敏性；⑤多样性		
激动药与拮抗药	激动药	完全激动药：对受体有很高的亲和力和内在活性（$\alpha=1$）	
		部分激动药：对受体有很高的亲和力，但内在活性不强（$\alpha<1$）拮抗完全激动药的部分生理效应	
		反向激动药：苯二氮䓬类等药物对失活态受体的亲和力大于活化态，药物与受体结合后引起与激动药相反的效应	
	拮抗药	较强的亲和力，但缺乏内在活性（$\alpha=0$）	
		占据一定数量受体，拮抗激动药的作用	
		（1）竞争性拮抗药 ①增加激动药的浓度，其效应恢复到原先单用激动药时的水平；使激动药的量-效曲线平行右移，但其 E_{max} 不变，如下图所示 （虚线表示单用时，激动药的量-效曲线；实线表示在拮抗药存在时，激动药的量-效曲线）	

续表

药物作用与受体		特　点
激动药与拮抗药	拮抗药	②可用拮抗参数（pA$_2$）表示，pA$_2$值越大，其拮抗作用越强 ③阿托品是乙酰胆碱的竞争性拮抗药 （2）非竞争性拮抗药 ①与受体不可逆结合 ②增加激动药的剂量也不能使量-效曲线的最大强度达到原来水平，使E_{max}下降，如下图所示 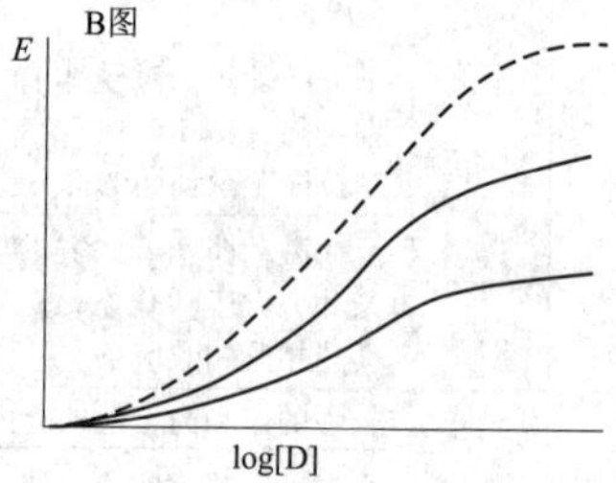 （虚线表示单用时，激动药的量-效曲线；实线表示在拮抗药存在时，激动药的量-效曲线）

表 7-5　受体的调节

分类		内　容
受体脱敏	定义	在长期使用一种激动药后，组织或细胞的受体对激动药的敏感性和反应性下降的现象 长期应用异丙肾上腺素治疗哮喘，可以引起异丙肾上腺素疗效逐渐变弱

续表

分类			内　容
受体脱敏	分类	同源脱敏	（1）定义 只对一种类型受体的激动药的反应性下降，而对其他类型受体激动药的反应性不变 （2）举例 ①胰岛素受体 ②生长激素受体 ③黄体生成素受体 ④血管紧张素Ⅱ受体
		异源脱敏	（1）定义 受体对一种类型激动药脱敏，而对其他类型受体的激动药也不敏感 （2）举例 ①β肾上腺素受体：被甲状腺素、糖皮质激素和性激素调节 ②M胆碱受体：被血管活性肽调节 ③γ-氨基丁酸受体：被苯二氮䓬类药物调节 ④胰岛素受体：被β肾上腺素类药物调节
受体增敏	定义		与受体脱敏相反的一种现象，可因长期应用拮抗药，造成受体数量或敏感性提高
	举例		①高血压患者长期应用普萘洛尔的"反跳"现象，导致血压升高 ②磺酰脲类使胰岛素受体增敏

表7-6　受体作用的信号转导系统

种类	作　　用	物　　质
第一信使	①不进入细胞内，与靶细胞膜表面特异受体结合 ②激活受体引起细胞某些生物学特性的改变	多肽类激素、神经递质及细胞因子等细胞外信使物质
第二信使	①为第一信使作用于靶细胞后在胞浆内产生的信息分子 ②将获得的信息增强、分化、整合并传递给效应器发挥特定的生理功能或药理效应	①环磷酸腺苷（cAMP），最早发现 ②环磷酸鸟苷（cGMP） ③二酰基甘油（DG）和三磷酸肌醇（IP₃） ④钙离子 ⑤廿碳烯酸类 ⑥一氧化氮（NO），也是第一信使
第三信使	①负责细胞核内外信息传递的物质，传导蛋白以及某些癌基因产物 ②参与基因调控、细胞增殖和分化以及肿瘤的形成等过程	①生长因子 ②转化因子

第四节　影响药物作用的因素

 必备考点提示

　　1. 药物方面的因素：剂量、剂型、给药时间、疗程及给药途径。

　　2. 机体方面的因素：生理、精神、疾病、遗传及时辰因素，生活习惯与环境。

必备考点精编

表7-7 影响药物作用的因素

分类	因素	举 例
药物方面	理化性质	青霉素干粉保存
	剂量	①苯二氮䓬类镇静催眠药，随着剂量的增加，产生镇静→催眠→抗惊厥和抗癫痫作用 ②西地那随着剂量的增加，产生"蓝视"→缺血性视神经病变，甚至失明→卧位血压下降
	给药时间及方法	①饭前用药：消化药、胃黏膜保护药、降血糖药和胰岛素等 ②饭后用药：维生素 B_2、螺内酯和苯妥英钠，并可减少阿司匹林、硫酸亚铁和抗酸药等对胃肠道黏膜的刺激和损伤
	疗程	①耐受性：麻黄碱；巴比妥类（交叉耐受性） ②耐药性：病原微生物 ③药物依赖性：身体依赖性和精神依赖性
	药物剂型	需要用生物等效性作为比较的标准对不同企业生产的同一种药物的不同制剂予以评价
	给药途径	消化道给药：口服给药 口腔给药：可避免胃肠道刺激、吸收不全和首过效应。如硝酸甘油片舌下给药缓解心绞痛急性发作 直肠给药：将药物栓剂或药物液体导入直肠内由直肠黏膜血管吸收，可避免胃肠道刺激及药物被破坏
		注射给药：肌内注射：药物在注射部位通过肌肉内丰富的血管吸收入血，吸收较完全，起效迅速 吸收速率顺序：水溶液>混悬液>油溶液

续表

分类	因素	举　例		
药物方面	给药途径	注射给药	皮下注射：药物经注射部位的毛细血管吸收，吸收较快且完全，但对注射容量有限制 仅适合水溶液药物，如肾上腺素皮下注射抢救青霉素过敏性休克	
			静脉注射或静脉滴注：全部药物直接进入血液而迅速起效，适用于急、重症患者的治疗	
			椎管内给药：将药物注入蛛网膜下隙的脑脊液中产生局部作用，也可将某些药物注入脑脊液中产生疗效	
		呼吸道给药	某些挥发性或气雾性药物常采用吸入给药方法，挥发性药物主要是通过肺泡扩散进入血液而迅速起效	
		皮肤黏膜给药	将药物施放于皮肤、黏膜局部发挥局部疗效（滴眼剂、滴鼻剂等）或用于局部但却发挥全身疗效（硝酸甘油贴膜剂）	
		产生效应由快到慢的顺序：静脉注射>吸入给药>肌内注射>皮下注射>直肠给药>口服给药>贴皮给药		
	药物相互作用			
机体方面	生理因素	年龄：特别注意儿童和老年人用药		
		体重与体型		
		性别：女性的"四期"用药，即月经期、妊娠期、分娩期和哺乳期		
	精神因素	对药物的疗效往往有很大的影响		
	疾病因素	心脏疾病：对普鲁卡因胺的影响		
		肝脏疾病	①经肝脏代谢活化的药物作用减弱：可的松和泼尼松等 ②经肝灭活的药物减量慎用，甚至禁用：氯霉素、甲苯磺丁脲和奎尼丁等 ③应用血管紧张素转换酶抑制剂首选无需活化的卡托普利	

续表

分类	因素		举 例
机体方面	疾病因素	肾脏疾病	经肾脏消除的药物需减量或禁用：氨基糖苷类、头孢唑林、卡那霉素和他汀类药物等
		胃肠疾病	胃肠道 pH 改变可对弱酸性和弱碱性药物的吸收带来影响
		营养不良：血浆蛋白含量下降，血中游离药物浓度增加，引起药物效应增加	
		酸碱平衡失调：当呼吸性酸中毒时，血液 pH 下降，血中苯巴比妥解离度减少，易于进入细胞内液	
		电解质紊乱	①细胞内缺 K^+，洋地黄类药物易产生心律失常 ②心肌细胞内 Ca^{2+}：浓度减少，降低洋地黄类药物加强心肌收缩力的作用；浓度过高，该类药物易致心脏毒性 ③K^+协助胰岛素发挥作用
	遗传因素	种族差异	①代谢酶：乙酰基转移酶，代谢酶 CYP2D6、CYP2C19 ②药物：普萘洛尔
		特异质反应	①个体对药物产生不同于常人的反应，与其遗传缺陷有关 ②遗传性缺乏葡萄糖-6-磷酸脱氢酶，服用伯氨喹、磺胺类药物、阿司匹林和对乙酰氨基酚时，引起溶血性贫血 ③遗传性血浆胆碱酯酶活性低下，应用琥珀胆碱可致呼吸麻痹甚至呼吸停止 ④遗传性肥大性主动脉阻塞患者，对洋地黄会出现异常反应 ④缺乏高铁血红蛋白还原酶者不能服用硝酸酯类和磺胺类药物
		个体差异	高敏性：有些个体对药物剂量反应非常敏感，即在低于常用量下药物作用表现很强烈

续表

分类	因素	举例
机体方面	遗传因素	个体差异	低敏性：有些个体需使用高于常用量的剂量，方能出现药物效应。患者肝中维生素 K 环氧化物还原酶发生变异，需要 5~20 倍常规剂量的香豆素类药物才能起到抗凝血作用
		种属差异	不同种属动物之间（包括人类）对同一药物的作用和药动学有很大差异
	时辰因素		机体内生物节律变化对药物作用的影响
		时间-药物代谢	①胃液 pH 白天高夜间低，影响某些弱酸性或弱碱性药物的吸收 ②早晨服用茶碱后的血药浓度明显高于晚间服药 ③哮喘患者在晚间服药
		时间-药物效应	①根据肾上腺皮质激素分泌时间变化，改变给药时间 ②镇痛药镇痛效果表现为白天高、夜间低 ③患胃溃疡的患者在晚间服用 H_2 受体阻断药西咪替丁能有效抑制胃酸分泌，减少发病
		时间-毒理	①氨基糖苷类抗生素引起神经毒性和肾毒性与药物经肾排泄的时间节律有关。其肾排泄高峰在白天，低谷在夜间，故减少夜间的给药剂量可以减轻其毒性 ②药物引起机体过敏反应的程度有昼夜节律，如青霉素皮试反应最重是在午夜，反应最轻是在中午
	生活习惯与环境		饮食成分、饮食时间和饮食数量对药物的影响

第五节 药物相互作用

必备考点提示

1. 药动学方面的药物相互作用：影响吸收、分布、代谢与排泄。

2. 药效学方面的药物相互作用：协同与拮抗作用。

3. 药物相互作用的预测方法。

必备考点精编

一、联合用药与药物相互作用

1. 联合用药 {
  提高药物的疗效
  减少或降低药品不良反应
  延缓机体耐受性或病原体产生耐药性，缩短疗程，从而提高药物治疗作用
  例：氢氯噻嗪作为基础降压药和各类降压药配伍治疗各期高血压病
}

2. 药物相互作用 {
  作用加强或作用减弱
  方式 {
    ①体外药物相互作用
    ②药动学方面药物相互作用
    ③药效学方面药物相互作用
  }
}

3. 药物配伍禁忌 用药之前，药物相互间发生化学或物理性相互作用，使药性发生变化。

二、药物相互作用

（一）药动学方面相互作用

1. 影响药物吸收

- pH 的影响：碳酸氢钠或奥美拉唑减少弱酸性药物水杨酸类、磺胺类药物和氨苄西林等吸收

- 离子的作用
  - 同服硫酸亚铁，会降低四环素、土霉素、美他环素和多西环素（强力霉素）的血药浓度
  - 考来烯胺容易和阿司匹林、保泰松、洋地黄毒苷、地高辛、华法林和甲状腺激素等结合成为难溶解的复合物，妨碍这些药物的吸收

- 胃肠运动的影响
  - 抗胆碱药溴丙胺太林延缓胃排空，减慢对乙酰氨基酚在小肠的吸收
  - 甲氧氯普胺加速胃的排空，加快对乙酰氨基酚的吸收
  - 阿托品延缓利多卡因的吸收

- 肠吸收功能的影响
  - 新霉素与地高辛合用时，后者吸收减少，血浆浓度降低
  - 对氨基水杨酸可使与之合用的利福平血药浓度降低一半
  - 环磷酰胺使合用的地高辛吸收减少，血药浓度降低

- 间接作用：抗生素可抑制肠道细菌，而减少维生素 K 的合成，从而增加口服抗凝药的抗凝血活性

2. 影响药物分布 ┬ 竞争血浆蛋白结合部位 ┬ 结合型药物特性 ┬ 呈现药理活性
    └ 不能通过血脑屏障
    └ 不被肝脏代谢灭活
    └ 不被肾排泄

药物在蛋白结合部位的置换作用见表 7-8

改变组织分布量 ┬ 去甲肾上腺素减少肝脏血流量，减少利多卡因在肝脏中的分布及代谢，使其血药浓度增高
    └ 异丙肾上腺素增加肝脏的血流量，增加利多卡因在肝脏中的分布及代谢，使其血药浓度降低

表 7-8　药物在蛋白结合部位的置换作用

被置换药	置换药	结　果
甲苯磺丁脲	水杨酸盐、保泰松和磺胺药	低血糖
华法林	水杨酸盐、氯贝丁酯、保泰松和水含氯醛	出血
甲氨蝶呤	水杨酸盐、磺胺药	粒细胞缺乏症
硫喷妥钠	磺胺药	麻醉延长
胆红素	磺胺药	新生儿核黄疸
甲氨蝶呤	阿司匹林	肝脏毒性

3. 影响药物的代谢

表 7-9　影响肝微粒体酶活性的药物

酶的诱导药物	酶的抑制药物
苯巴比妥、水合氯醛、格鲁米特、甲丙氨酯、苯妥英钠、扑米酮、卡马西平、尼可刹米、灰黄霉素、利福平和螺内酯	氯霉素、西咪替丁、异烟肼、三环类抗抑郁药、吩噻嗪类药物、胺碘酮、红霉素、甲硝唑、咪康唑、哌醋甲酯和磺吡酮

4. 影响药物排泄

肾小球滤过： 游离型药物可经肾小球滤过膜进入原尿

肾小管分泌

①酸性、碱性药物载体

②两种酸性或两种碱性药物并用时，竞争性抑制，一种药物由肾小管分泌减少，增强其疗效或毒性

③丙磺舒的应用阻碍青霉素经肾小管分泌，使其作用延长

④呋塞米和依他尼酸阻碍尿酸的排泄，使尿酸积聚，引起痛风

⑤阿司匹林妨碍甲氨蝶呤排泄，加大其毒性

⑥双香豆素与保泰松都能抑制氯磺丙脲的排泄，加强后者的降糖作用

肾小管重吸收： 非解离型的药物脂溶性较大，易被肾小管重吸收；解离型与非解离型的比例取决于酸碱性，碳酸氢钠碱化尿液促进水杨酸类和巴比妥类药物的排泄，防止两者引发的中毒

（二）药效学方面相互作用

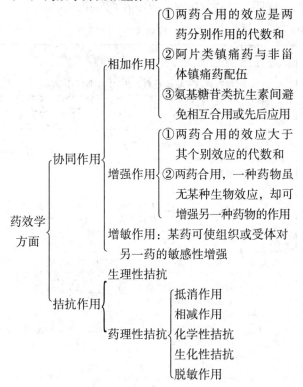

药效学方面
- 协同作用
  - 相加作用
    - ①两药合用的效应是两药分别作用的代数和
    - ②阿片类镇痛药与非甾体镇痛药配伍
    - ③氨基糖苷类抗生素间避免相互合用或先后应用
  - 增强作用
    - ①两药合用的效应大于其个别效应的代数和
    - ②两药合用，一种药物虽无某种生物效应，却可增强另一种药物的作用
  - 增敏作用：某药可使组织或受体对另一药的敏感性增强
- 拮抗作用
  - 生理性拮抗
  - 药理性拮抗
    - 抵消作用
    - 相减作用
    - 化学性拮抗
    - 生化性拮抗
    - 脱敏作用

（三）药物在蛋白结合部位的置换作用

表 7-10　药物在蛋白结合部位的置换作用

被置换药	置换药	结果
甲苯磺丁脲	水杨酸盐，保泰松，磺胺药	低血糖
华法林	水杨酸盐，氯贝丁酯，水合氯醛	出血
甲氨蝶呤	水杨酸盐，磺胺药	粒细胞缺乏症
硫喷妥钠	磺胺药	麻醉延长
胆红素	磺胺药	新生儿核黄疸

（四）药物效应的协同与拮抗作用

表 7-11　药物效应的协同作用

A 药	B 药	相互作用结果
抗胆碱药	抗胆碱药（抗帕金森病药、丁酰苯类、吩噻嗪类和三环类抗抑郁药等）	抗胆碱作用增强、在湿热环境中中暑、麻痹性肠梗阻、中毒性精神病
降血压药	引起低血压的药（硝酸酯类药、血管扩张药和吩噻嗪类）	增加降压作用、直立性低血压
中枢神经抑制药	中枢神经抑制药（乙醇、镇吐药、抗组胺药、催眠镇静药和抗精神病药等）	损害精神运动技能，降低灵敏性、困倦、木僵、呼吸抑制、昏迷和死亡
甲氨蝶呤	复方磺胺甲噁唑	巨幼红细胞症
肾毒性药	肾毒性药（庆大霉素、妥布霉素和头孢噻吩）	增加肾毒性
神经肌肉阻断药	有神经肌肉阻断作用的药物（如氨基糖苷类）	增加神经肌肉阻滞、延长窒息时间
补钾剂	留钾利尿药（氨苯蝶啶）	高钾血症

表 7-12　药物效应的拮抗作用

受影响药物	影响药物	相互作用结果
华法林	维生素 K	抗凝作用下降
甘珀酸	螺内酯	妨碍溃疡愈合
降糖药	糖皮质激素	影响降糖作用
催眠药	咖啡因	阻碍催眠
左旋多巴	抗精神病药（有震颤麻痹不良反应者）	抗震颤麻痹作用下降

三、药物相互作用的预测

预测方法
- 体外筛查
- 根据体外代谢数据预测
  - ① [I]/Ki 值＜0.1，可免做体内实验
  - ② 1＞[I]/Ki 值＞0.1，推荐做体内实验
  - ③ [I]/Ki 值＞1，进行临床药物相互作用实验
- 根据患者个体的药物相互作用预测
  - 根据药物的特性预测：基本特性及影响 CYP 的主要药物类别
  - 根据患者个体间差异预测

 高频考点速记

1. A、B、C 三种药物的 LD_{50} 分别为 20、40、60mg/kg；ED_{50} 分别为 10、10、20mg/kg，三种药物的安全性大小顺序应为：B＞C＞A。

2. 可发生首过效应的给药方式为：口服给药。

3. 激动剂：对受体有亲和力，又有内在活性。

4. 部分激动剂：对受体有亲和力，但内在活性较弱。

5. 拮抗剂：对受体有亲和力，而无内在活性。

6. 反映竞争性拮抗药对其受体激动药的拮抗强度：pA_2。

7. 反映激动药与受体的亲和力大小：pD_2。

8. 反映药物内在活性大小：α。

9. 半数有效量是：引起 50% 阳性反应（质反应）或 50% 最大效应（量反应）的浓度或剂量。

10. 受体是：蛋白质。

11. 环戊噻嗪、氢氯噻嗪、呋塞米和氯噻嗪的效价强

度和效能见下图，对这四种利尿剂的效价强度和效能说法正确的是：效能最强的是呋塞米。

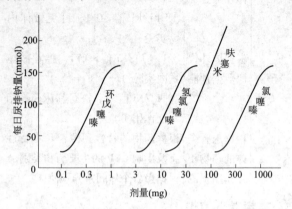

12. A、B 两种药物制剂的药物剂量-效应关系曲线比较见下图，对 A 药和 B 药的安全性分析，正确的是：A 药的治疗指数等于 B 药，A 药的安全范围大于 B 药。

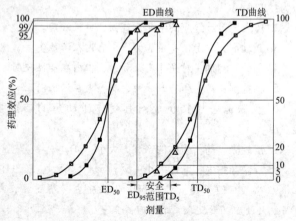

13. 属于对因治疗的药物作用方式的是：青霉素治疗脑膜炎奈瑟菌引起的流行性脑脊髓膜炎。

14. 根据药物作用机制分析，下列药物作用属于非特异性作用机制的是：碳酸氢钠碱化尿液而促进弱酸性药物的排泄。

15. 既有第一信使特征，也有第二信使特征的药物分子是：一氧化氮。

16. 不同企业生产的同一种药物的不同制剂，处方和生产工艺可能不同，评价不同制剂间的吸收速度和程度是否一致，可采取的评价方式是：生物等效性试验。

17. 属于肝药酶抑制剂的药物是：西咪替丁。

18. 由于竞争性占据酸性转运系统，阻碍青霉素经肾小管分泌，继而延长青霉素作用时间的药物是：丙磺舒。

19. 下列联合用药会产生拮抗作用的是：华法林合用维生素 K。

20. （对比记忆）

（1）受体对配体具有高度识别能力，对配体的化学结构与立体结构具有专一性，这一属性属于受体的：特异性。

（2）受体的数量和其能结合的配体量是有限的，配体达到一定浓度后，效应不再随配体浓度的增加而增加，这一属性属于受体的：饱和性。

21. （对比记忆）

（1）受体脱敏表现为：长期使用一种受体的激动药后，该受体对激动药的敏感性下降。

（2）受体增敏表现为：长期应用受体拮抗药后，受体数量或受体对激动药的敏感性增加。

（3）同源脱敏表现为：受体只对一种类型受体的激动

药的反应性下降，而对其他类型受体激动药的反应性不变。

22.（对比记忆）

（1）可发挥局部或全身作用，又可部分减少首过效应的给药途径是：直肠给药。

（2）气体、易挥发的药物或气雾剂的适宜给药途径是：呼吸道给药。

23.（对比记忆）

影响药物作用的因素包括药物因素和机体因素，在机体因素中，有生理因素、精神因素、疾病因素、遗传因素和时辰因素等，直接或间接影响药物疗效和不良反应。

（1）CYP2C19弱代谢型人服用奥美拉唑不良反应发生率高，产生这种现象的原因属于：遗传因素。

（2）肾功能不全患者使用阿米卡星须减量慎用，这种影响药物作用的因素属于：疾病因素。

24.（对比记忆）

（1）氨氯地平和氢氯噻嗪产生的相互作用可能导致：降压作用增强。

（2）甲氨蝶呤合用复方磺胺甲噁唑，产生的相互作用可能导致：巨幼红细胞症。

（3）庆大霉素合用呋塞米，产生的相互作用可能导致：肾毒性增强。

25.（对比记忆）

（1）与受体具有很高亲和力和内在活性（$\alpha = 1$）的药物是：完全激动药。

（2）与受体有很高亲和力，但内在活性不强（$\alpha < 1$）的药物是：部分激动药。

（3）与受体有很高亲和力，但缺乏内在活性（$\alpha = 0$），与激动药合用，在增强激动药的剂量或浓度时，激动药的量-效曲线平行右移，但最大效应不变的药物是：竞争性拮抗药。

26. 多数药物作用于受体发挥药效，受体的主要类型有：G蛋白偶联受体；配体门控离子通道受体；酶活性受体；细胞核激素受体。

27. 由于影响药物代谢而产生药物相互作用的有：口服降糖药与口服抗凝药合用时出现低血糖或导致出血；氯霉素与双香豆素合用导致出血；利福平与口服避孕药合用导致意外怀孕。

28. 西咪替丁与硝苯地平合用，可以影响硝苯地平的代谢，使硝苯地平：代谢速度减慢。

29. 铁剂治疗缺铁性贫血的作用机制是：补充体内物质。

30. 属于对因治疗的药物作用是：环丙沙星治疗肠道感染。

31. 呋塞米、氯噻嗪、环戊噻嗪与氢氯噻嗪的效价强度与效能比较见下图。对这四种利尿药的效能和效价强度的分析，错误的是：呋塞米的效价强度大于氢氯噻嗪。

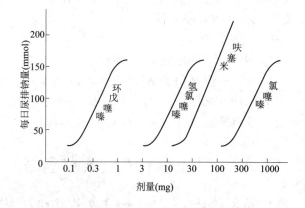

32. 口服卡马西平的癫痫患者同时口服避孕药可能会造成避孕失败，其原因是：卡马西平为肝药酶诱导药，加快避孕药的代谢。

33. 关于药物量-效关系的说法，错误的是（将药物的剂量或浓度改用对数值作图，则量-效曲线为直方双曲线）：将药物的剂量或浓度改用对数值作图，则量-效曲线为直方双曲线。

34. 患者肝中维生素 K 环氧化物还原酶发生变异，与香豆素类药物的亲和力降低，需要 5~20 倍的常规剂量的香豆素类药物才能起到抗凝作用。这种个体差异属于：低敏性。

35. 结核病人可根据其对异烟肼乙酰化代谢速度的快慢分为异烟肼慢代谢者和快代谢者。异烟肼慢代谢者服用相同剂量异烟肼，其血药浓度比快代谢者高，药物蓄积而导致体内维生素 B_6 缺失，而异烟肼快代谢者则易发生药物性肝炎甚至肝坏死。白种人多为异烟肼慢代谢者，而黄种人多为异烟肼快代谢者。据此，对不同种族服用异烟肼呈现出不同不良反应的分析，正确的是：异烟肼对白种人易诱发神经炎，对黄种人易引起肝损害。

36. （对比记忆）

(1) 阿托品的作用机制是：阻断受体。

(2) 硝苯地平的作用机制是：影响细胞膜离子通道。

37. （对比记忆）

(1) 完全激动药的特点是：对受体亲和力强，内在活性强。

(2) 部分激动药的特点是：对受体亲和力强，内在活性弱。

(3) 拮抗药的特点是：对受体亲和力强，无内在活性。

38. 丙酸氟替卡松作用的受体属于：细胞核激素受体。

39. 属于受体信号转导第二信使的有：环磷酸腺苷（cAMP）；环磷酸鸟苷（cGMP）；钙离子（Ca^{2+}）；一氧化氮（NO）。

40. 药物的协同作用包括：增敏作用；增强作用；相加作用。

第八章　药品不良反应与药物滥用监控

第一节　药品不良反应与药物警戒

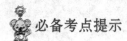 必备考点提示

1. 药品不良反应的定义。

2. 药品不良反应的传统分类、按性质分类、世界卫生组织分类及新的分类。

3. 药品不良反应的药物与机体等方面原因。

4. 药品不良反应因果关系评价依据及方法。

5. 药物警戒的定义、主要内容、目的和意义。

6. 药物警戒与药品不良反应监测异同。

必备考点精编

一、药品不良反应的定义和分类

（一）定义

定义
- WHO 定义：为了预防、诊断、治疗疾病或改变人体的生理功能，在正常用法、用量下服用药物后机体所出现的非期望的有害反应
- 《药品不良反应报告和监测管理办法》定义：合格药品在正常用法用量下出现的与用药目的无关的或意外的有害反应
- 不良事件：药物治疗过程中所发生的任何不良医学事件，包括：①药品不良反应；②药品标准缺陷；③药品质量问题；④用药失误；⑤药物滥用等

（二）分类

1. 传统分类

表8-1 传统分类及特点

分 类		特 点
A 型	副作用、毒性反应、后遗效应、首剂效应、继发反应和停药综合征等	①由药物的药理作用增强引起的 ②与药物剂量有关 ③一般容易预测 ④发生率较高而死亡率较低
B 型	特异质反应和药物变态反应	①与药物常规药理作用无关 ②与剂量无关 ③难以预测 ④发生率较低但死亡率较高
C 型	—	①与药物本身药理作用无关 ②背景发生率高，用药史复杂 ③难以用试验重复 ④发生机制不清 ⑤潜伏期长

表8-2 A 型不良反应和 B 型不良反应特点比较

	A 型不良反应	B 型过敏反应	B 型特异质反应
剂量	高	低/正常	正常
持续时间	短	不定	不定
遗传性	否	可能	肯定
代谢酶功能	正常	正常	缺陷
皮试	-	+	-
肝功能	?	正常	正常
家族性	无	无	显著
种族性	无	无	有
动物实验	易	难	难

2. 其他分类方法

（1）根据药品不良反应的性质分类

表8-3 分类、定义和举例

分类	定义	举例
副作用(副反应)	药物按正常用法用量使用时，出现的与治疗目的无关的不适反应	①阿托品用于解除胃肠痉挛时，引起口干、心悸和便秘；用于麻醉前给药时，产生口干 ②麻黄碱治疗支气管哮喘时，引起患者失眠，同时服用催眠药矫正
毒性作用	在药物剂量过大或体内蓄积过多时发生的危害机体的反应	①药理学毒性：巴比妥类药物过量引起的中枢神经系统过度抑制 ②病理学毒性：对乙酰氨基酚引起的肝脏损害 ③基因毒性：氮芥的细胞毒性作用引起的机体损伤
后遗效应	在停药后血药浓度已降低至最低有效浓度以下时仍残存的药理效应	①服用苯二氮䓬类镇静催眠药物后，在次晨仍有乏力、困倦等"宿醉"现象 ②长期应用肾上腺皮质激素，引起肾上腺皮质萎缩，一旦停药，肾上腺皮质功能低下，数月难以恢复
首剂效应	一些患者在初服某种药物时，由于机体对药物作用尚未适应而引起不可耐受的强烈反应	哌唑嗪等按常规剂量开始治疗时可致血压骤降
继发性反应（治疗矛盾）	由于药物的治疗作用所引起的不良后果	长期应用四环素，引起葡萄球菌伪膜性肠炎或引起白色念珠菌等的继发性感染（二重感染）

续表

分类	定义	举例
变态反应（过敏反应）	机体受药物刺激所发生异常的免疫反应，引起机体生理功能障碍或组织损伤	见表8-3
特异质反应（特异性反应）	因先天性遗传异常，少数病人用药后发生与药物本身药理作用无关的有害反应	假性胆碱酯酶缺乏者，应用琥珀胆碱后出现呼吸暂停反应
依赖性	反复地（周期性或连续性）用药所引起的人体心理上或生理上或两者兼有的对药物的依赖状态，表现出一种强迫性的要连续或定期用药的行为和其他反应	精神依赖性和身体依赖性
停药反应（反跳反应）	长期服用某些药物，机体对这些药物产生了适应性，若突然停药或减量过快易使机体的调节功能失调而发生功能紊乱，导致病情加重和临床症状上的一系列反跳回升现象	①长期应用普萘洛尔后突然停药，出现血压升高或心绞痛发作②长期服用可乐定降压后突然停药，血压会剧烈回升

续表

分类	定义	举例
特殊毒性	致癌、致畸和致突变属于药物的特殊毒性，三者合称"三致"反应，均为药物或遗传物质在细胞的表达发生相互作用的结果	—

表 8-4 变态反应的分型

	类型	举例
速发型	Ⅰ型变态反应	青霉素、普鲁卡因、链霉素、头孢菌素、有机碘和免疫血清等引起的过敏反应
	Ⅱ型溶细胞反应	奎宁、磺胺类药、硫脲嘧啶和甲基多巴等药物引起的抗红细胞的自身抗体反应
	Ⅲ型免疫复合物反应	—
迟发型	Ⅳ型变态反应	磺胺类药、氯霉素等所致的接触性皮炎、药热和移植性排斥反应

（2）WHO
分类

- 副反应
- 不良反应
- 不良事件
- 严重不良事件
- 非预期不良反应
- 信号：一种药品和某一不良事件之间可能存在的因果关联性的报告信息，这种关联性是此前未知的或尚未证实的

3. 新分类方法

表 8-5　药品不良反应新的分类

分类		特　点
A 类反应	扩大反应	①对人体呈剂量相关 ②停药或剂量减少可改善
B 类反应	过度反应或微生物反应	①由促进某些微生物生长引起 ②在药理学上是可预测的 ③药物作用针对微生物体 ④药物致免疫抑制产生的感染不是 B 类反应
C 类反应	化学反应	①取决于药物或赋形剂的化学性质 ②严重程度主要与所用药物的浓度有关 ③包括：药物外渗反应、静脉炎、注射部位疼痛、酸碱灼烧和胃肠黏膜损伤
D 类反应	给药反应	①因药物特定的给药方式引起 ②改变给药方式，不良反应即停止
E 类反应	撤药反应	①只发生在停止给药或剂量突然减小后 ②与给药时程有关，而不是与剂量有关
F 类反应	家族性反应	①由家族性遗传疾病（或缺陷）决定 ②常见的有苯丙酮酸尿症、G-6-PD 缺乏症和镰状细胞贫血病
G 类反应	基因毒性反应	损伤基因，出现致癌、致畸等不良反应
H 类反应	过敏反应	①不是药理学所能预测的 ②与剂量无关 ③必须停药
U 类反应	未分类反应	机制不明

二、药品不良反应发生的原因

1. 药物方面
①药物的选择性
②药理作用延伸
③药物的附加剂
④药物的剂量、剂型
⑤药物的质量
⑥用药时间

2. 机体方面
- ①种族差别
- ②性别
- ③年龄
- ④个体差异：遗传因素
- ⑤用药者的病理状况
- ⑥其他：患者生活环境、生活习性和饮食习惯等

三、药品不良反应因果关系评定依据及评定方法

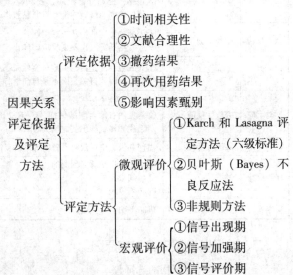

因果关系评定依据及评定方法

评定依据
- ①时间相关性
- ②文献合理性
- ③撤药结果
- ④再次用药结果
- ⑤影响因素甄别

评定方法

微观评价
- ①Karch 和 Lasagna 评定方法（六级标准）
- ②贝叶斯（Bayes）不良反应法
- ③非规则方法

宏观评价
- ①信号出现期
- ②信号加强期
- ③信号评价期

四、药物警戒

1. 定义　与发现、评价、理解和预防不良反应或其他任何可能与药物有关问题的科学研究与活动。

2. 主要内容
①早期发现未知药品的不良反应及其相互作用
②发现已知药品的不良反应的增长趋势
③分析药品不良反应的风险因素和可能的机制
④对风险/效益评价进行定量分析，发布相关信息，促进药品监督管理和指导临床用药

3. 目的
①评估药物的效益、危害、有效及风险，以促进其安全、合理及有效地应用
②防范与用药相关的安全问题，提高患者在用药、治疗及辅助医疗方面的安全性
③教育、告知患者药物相关的安全问题，增进涉及用药的公众健康与安全

4. 最终目标
①合理、安全地使用药品
②对已上市药品进行风险/效益评价和交流
③对患者进行培训、教育，并及时反馈相关信息

表 8-6　药物警戒与药品不良反应监测

项目		药物警戒	药品不良反应监测
相似		最终目的是为提高临床合理用药的水平，保障公众用药安全，改善公众身体健康状况，提高公众的生活质量	
区别	内涵	药品不良反应监测只是药物警戒中的一项主要工作内容	

续表

项目		药物警戒	药品不良反应监测
区别	监测对象	质量合格药品，低于法定标准的药品，药物与化合物、药物及食物的相互作用等	质量合格的药品
	工作内容	包括药品不良反应监测工作以及其他工作	——
	工作本质	积极主动地开展药物安全性相关的各项评价工作	被动地药物不良信息的收集、分析与监测等

第二节　药源性疾病

 必备考点提示

1. 药源性疾病的分类及常见的药源性疾病。

2. 诱发药源性疾病的因素：不合理用药和机体易感因素。

3. 药源性疾病的防治原则。

 必备考点精编

一、药源性疾病的分类

表 8-7　药源性疾病的分类

药源性疾病，又称药物诱发性疾病，包括：①药物在正常用法、用量情况下所产生的不良反应；②由于超量、误服、错用以及不正常使用药物而引起的疾病；③一般不包括药物过量导致的急性中毒

续表

类别	分 类
按病因学分类	①与剂量相关的药源性疾病（A型药品不良反应） ②与剂量不相关的药源性疾病（B型药品不良反应）
按病理学分类	①功能性改变的药源性疾病 ②器质性改变的药源性疾病
按量-效关系分类	①量-效关系密切型（A型） ②量-效关系不密切型（B型） ③长期用药致病型 ④药物后效应型
按给药剂量及用药方法分类	①与剂量有关的反应 ②与剂量无关的反应（过敏反应、免疫学反应和药物遗传学） ③与用药方法有关的反应
按药理作用及致病机制分类	①由药物的药理作用增强或毒副作用所致的药源性疾病 ②与正常药理作用完全无关，主要由药物的异常性及患者的异常性所致的意外特异性药源性疾病 ③由于药物相互作用所致的药源性疾病 ④由于药物的杂质、异常性及污染所致的药源性疾病

二、诱发药源性疾病的因素

因素 {

不合理用药 {
①不了解患者的用药史
②忽视药物间的相互作用
③不注意患者原有疾病及机体重要脏器的病理基础
④无明确治疗目的的用药，不了解药物的药理特点
⑤患者未经医师许可擅自用药
⑥用药时间过长，剂量偏大，药物蓄积中毒
⑦对老年患者、体弱患者或幼儿未作适当的剂量调整
⑧经济利益驱使
}

机体易感因素 {
①乙酰化代谢异常
②葡萄糖-6-磷酸脱氢酶（G-6-PD）缺陷
③红细胞生化异常
④性别
⑤年龄
}

}

三、常见的药源性疾病

表 8-8　常见药源性疾病

	种　类	常见致病药物
药源性肾病	急性肾衰竭	非甾体抗炎药、血管紧张素转换酶抑制剂和环孢素等
	急性过敏性间质性肾炎	青霉素类、头孢菌素类、磺胺类和噻嗪类利尿药

续表

种　类		常见致病药物
药源性肾病	急性肾小管坏死	氨基糖苷类抗生素、两性霉素 B、造影剂和环孢素等
	肾小管梗阻	尿酸或草酸盐
	肾病综合征	金盐、青霉胺和卡托普利等
药源性肝疾病	—	四环素类、他汀类和抗肿瘤药等复方制剂如磺胺甲噁唑-甲氧苄啶、阿莫西林-克拉维酸和异烟肼-利福平
药源性皮肤病	Steven-Johnson 和中毒性表皮坏死	磺胺类、抗惊厥药、别嘌醇和非甾体抗炎药等
	血管炎	别嘌醇、青霉素、氨茶碱、磺胺类、噻嗪类利尿药、丙硫氧嘧啶、雷尼替丁、喹诺酮类和免疫抑制剂等
	血清病	头孢氨苄、米诺环素、普萘洛尔和链激酶等
	血管神经性水肿	血管紧张素转换酶抑制剂：卡托普利、依那普利、赖诺普利、喹那普利和雷米普利等
药源性心血管系统损害	心律失常	强心苷、胺碘酮、普鲁卡因胺及钾盐等
	室性期前收缩	肾上腺素
	心动过缓、血压下降或休克	新斯的明
	心动过速	麻黄碱、多巴胺、去氧肾上腺素、苯丙胺、酚妥拉明和异丙肾上腺素等
	尖端扭转性室性心动过速	奎尼丁、利多卡因、美心律、恩卡因、氟卡胺、胺碘酮、安搏律定、溴苄胺、硝苯地平、洋地黄类、异丙肾上腺素、氯丙嗪、异丙嗪、阿米替林及一些新型的 H_1 受体阻断药（阿司咪唑）等

续表

种　类		常见致病药物
药源性耳聋与听力障碍	—	①氨基糖苷类抗生素对前庭毛细胞破坏的严重度依次为：新霉素>庆大霉素>二氢链霉素>阿米卡星>大观霉素 ②高效利尿药、抗疟药、抗肿瘤药、大环内酯类、万古霉素和四环素等 ③非甾体抗炎药：布洛芬和萘普生最常见

四、药源性疾病的防治

防治
①加强认识，慎重用药
②加强管理，认真贯彻《药品管理法》，加强药品的监督管理
③加强临床药学服务
④坚持合理用药
⑤加强医药科普教育
⑥加强药品不良反应监测报告制度

第三节　药物流行病学在药品不良反应监测中的作用

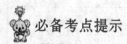 必备考点提示

1. 药物流行病学的研究对象、研究目的和主要任务。
2. 药物流行病学的主要研究方法和应用。

必备考点精编

表 8-9 药物流行病学

项目	特　点		
定义	用流行病学的理论方法及知识研究药物在人群中的效应、应用及影响因素的学科，是临床药理学与流行病学的一门交叉学科		
研究对象	人群		
研究范畴	①药物利用研究 ②药物有利作用研究 ③药物经济学研究 ④药物相关事件和决定因素的分析 ⑤药物安全性研究等		
目的	合理用药，降低疾病发生率		
主要任务	①药物上市前临床试验的设计和上市后药物有效性再评价 ②监测上市后药物的不良反应或非预期作用 ③国家基本药物遴选 ④药物利用情况的调查研究 ⑤药物经济学研究		
主要研究方法	描述性研究	①病例报告 ②生态学研究 ③横断面调查	
	分析性研究	队列研究	①前瞻性队列研究 ②回顾性队列研究
		病例对照研究	
	实验性研究		

续表

项目	特　点
应用	①合理用药的依据 ②了解药物实际使用情况 ③查询药物使用指证是否正确、用法是否适宜、产生何种效应 ④查明药物使用不当的原因 ⑤形成纠正办法、防治药源性疾病的机制与建立防治上的宏观措施
局限性	①数据库缺乏 ②选择研究对象存在偏性 ③信息的精确程度与理想要求相去甚远

第四节　药物滥用与药物依赖性

 必备考点提示

1. 精神活性物质及药物依赖性、耐受性。
2. 致依赖性药物的分类和特征。
3. 药物滥用的个人及社会危害。
4. 药物依赖性的治疗。
5. 国际、我国药物滥用的管制。

 必备考点精编

一、精神活性物质

1. 概述
- （1）显著影响人们精神活动
- （2）包括：麻醉药品、精神药品和烟草、酒精及挥发性溶剂等
- （3）药理学特点
  - ①强化作用
  - ②产生耐受性或药物敏化现象
  - ③产生身体依赖性、精神依赖性及药物渴求现象

2. 药物依赖性 { ①精神依赖性 ②身体依赖性 ③交叉依赖性

3. 药物耐受性 { ①对药物不同作用的耐受程度不同 ②可逆性 ③交叉耐受性

二、致依赖性药物的分类和特征

表 8-10 致依赖性药物的分类

类别	定义	种类	药 物
麻醉药品	①连续应用易产生身体依赖性 ②能形成瘾癖	阿片类	①阿片粗制品及其主要生物碱：吗啡、可待因和海洛因 ②人工合成麻醉性镇痛药：哌替啶、美沙酮和芬太尼等
		可卡因类	①可卡因 ②古柯叶 ③古柯糊
		大麻类	①印度大麻 ②大麻浸膏 ③四氢大麻酚
精神药品	①作用于中枢神经系统，使之兴奋或抑制 ②反复使用产生精神依赖性	镇静催眠药 抗焦虑药	巴比妥类、苯二氮䓬类
		中枢兴奋药	①苯丙胺 ②右苯丙胺 ③甲基苯丙胺（冰毒） ④亚甲二氧基甲基苯丙胺（俗称摇头丸）
		致幻药	①麦角二乙胺（LSD） ②苯环利定（PCP） ③氯胺酮（俗称"K"粉）
其他		烟草、酒精及挥发性有机溶剂等精神活性物质	

表 8-11　致依赖性药物的依赖性特征

种类	滥用品种	滥用的方式	依赖性特征
阿片类	海洛因	①鼻吸 ②注射	产生明显戒断综合征
中枢神经抑制药类	①巴比妥类 ②苯二氮䓬类 ③水合氯醛	口服	①精神依赖性严重 ②有一定身体依赖性
大麻类	印度大麻	吸入烟雾方式抽吸	①产生耐受性，出现快，消失亦快 ②戒断症状轻微，持续时间短
苯丙胺类兴奋药	①甲基苯丙胺 ②亚甲二氧基甲基苯丙胺	①口服 ②鼻吸 ③注射	①精神依赖性严重 ②有一定身体依赖性
可卡因	可卡因	①鼻吸 ②静脉注射	①精神依赖性潜力强 ②有身体依赖性 ③轻度戒断综合征
致幻剂	①氯胺酮 ②麦角二乙胺	①鼻吸、抽食 ②溶于饮料内饮用 ③肌内或静脉注射	产生各种奇异虚幻感知

三、药物滥用的危害

危害 {
对个人 {
身心健康遭受摧残
滥用药物过量，常致中毒死亡
降低机体免疫力，引发各种感染
}
对社会 {
破坏家庭生活和社会稳定
损害国家经济，阻碍社会发展
}
}

四、药物依赖性的治疗

药物依赖性治疗
- 治疗原则
  - 控制戒断症状
  - 预防复吸与回归社会
- 阿片类药物的依赖性治疗
  - 美沙酮替代治疗
  - 可乐定治疗
  - 东莨菪碱综合解毒法
  - 预防复吸
  - 心理干预和其他疗法
- 可卡因和苯丙胺依赖性的治疗
  - 一般不需要戒断反应治疗
  - 氟哌啶醇治疗精神异常症状
  - 地昔帕明治疗抑郁症状
- 镇静催眠药依赖性的治疗
  - 慢弱类镇静催眠药
  - 抗焦虑药治疗
  - 递减法治疗

五、药物滥用的管制

表 8-12　药物滥用的管制

	国　　际	中　　国
制定相关公约、办法及条例	①《1961 年麻醉药品单一公约》 ②《1971 年精神药物公约》 ③《经"修正 1961 年麻醉药品单一公约议定书"》	①《麻醉药品管理办法》 ②《精神药品管理办法》 ③《麻醉药品和精神药品管理条例》
其他实施办法	①国际药物滥用管制战略 ②国际禁毒战略	①成立国家禁毒委员会 ②社会性宣传教育 ③设置戒毒医疗机构 ④流行病学监测

高频考点速记

1. 药物副作用是指：在治疗剂量时，机体出现与治疗目的无关的不适反应。

2. 药物产生毒性反应的原因有：用药剂量过大，用药时间过长。

3. 关于毒性反应的描述中，错误的是：病人属于过敏体质。

4. 药物副作用产生的药理基础是：药物作用选择性低。

5. 可导致药源性肝损害的药物是：氟康唑、辛伐他汀、利福平和对乙酰氨基酚。

6. 属于 C 型不良反应的是：沙利度胺导致的畸胎。

7. 能引起药源性肾病的药物包括：磺胺异噁唑、庆大霉素、阿昔洛韦和顺铂。

8. 可致药源性肾损害的药品有：环孢素、顺铂和阿司匹林。

9. 药物警戒和药品不良反应检测共同关注的是：合格药品不良反应。

10. 药源性疾病是因药品不良反应发生程度较严重或持续时间过长引起，关于药源性疾病的防治，不恰当的是：尽量联合用药。

11. 药物流行病学是临床药学与流行病学两个学科相互渗透、延伸发展起来的新的医学研究领域，主要任务不包括：新药临床实验前药效学研究的设计。

12. 不属于阿片类药物依赖性治疗方法的是：昂丹司琼抑制觅药。

13. （对比记忆）

（1）滥用药物导致奖赏系统反复、非生理性刺激所致的特殊精神状态是：精神依赖性。

（2）滥用阿片类药物产生药物戒断综合征的药理反应是：身体依赖性。

14.（对比记忆）

（1）患者在初次服用哌唑嗪时，由于机体对药物作用尚未适应而引起不可耐受的强烈反应，该反应是：首剂效应。

（2）服用地西泮催眠次晨出现乏力、倦怠等"宿醉"现象，该不良反应是：后遗效应。

（3）服用阿托品治疗胃肠绞痛出现口干等症状，该不良反应是：副作用。

15. 引起药源性心血管系统损害的药物是：地高辛；胺碘酮；新斯的明；奎尼丁；利多卡因。

16. 依据新分类方法，药品不良反应按不同反应的英文名称首字母分为 A～H 和 U 九类。其中 A 类不良反应是指：药物对人体呈剂量相关的不良反应。

17. 应用地西泮催眠，次晨出现的乏力、困倦等反应属于：后遗效应。

18.（对比记忆）

（1）戒断综合征是：反复使用具有依赖性特征的药物，产生一种适应状态，中断用药后产生的一系列强烈的症状或损害。

（2）耐受性是：机体连续多次用药后，其反应性降低，需加大剂量才能维持原有疗效的现象。

（3）耐药性是：病原微生物对抗菌药的敏感性降低甚至消失的现象。

19.（对比记忆）

（1）地高辛易引起：药源性心血管损害。

（2）庆大霉素易引起：药源性耳聋。

（3）利福平易引起：药源性肝病。

第九章 药 动 学

第一节 药动学基本概念、参数
及其临床意义

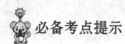必备考点提示

1. 单室模型、多室模型及其临床意义。

2. 速率常数、生物半衰期、表观分布容积、清除率的解释及其临床意义。

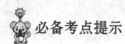必备考点精编

表 9-1 房室模型及药动学参数

概 念		特 点
房室模型	单室模型	把机体视为由一个单元组成
	双室模型	把机体看成药物分布速度不同的两个单元（中央室和周边室）组成
药动学参数	速率常数	药物在体内的吸收、分布、代谢和排泄过程的速度与浓度的关系
		单位：min^{-1} 或 h^{-1}
		药物消除速率常数是代谢速率常数 k_b、排泄速率常数 k_e 及胆汁排泄速率常数 k_{bi} 之和：$k=k_b+k_e+k_{bi}+\cdots$

续表

概　念		特　点
药动学参数	生物半衰期	药物在体内的量或血药浓度降低一半所需要的时间，常以 $t_{1/2}$ 表示
		衡量药物消除速度的快慢
		单位："时间"单位
		消除过程具零级动力学的药物，其生物半衰期随剂量的增加而增加
	表观分布容积	体内药量与血药浓度间相互关系的一个比例常数，用"V"表示
		单位：L 或 L/kg
		$V = X/C$ X 为体内药物量，V 是表观分布容积，C 是血药浓度
	清除率	单位时间从体内消除的含药血浆体积，又称体内总清除率（TBCL），常用"Cl"表示
		单位：体积/时间
		$Cl = kV$
		药物的 Cl 等于肝清除率 Cl_h 与肾清除率 Cl_r 之和： $Cl = Cl_h + Cl_r$

第二节　房室模型

 必备考点提示

1. 单室模型静脉注射、静脉滴注和血管外给药的药动学方程、基本参数求算。

2. 尿药排泄数据法的药动学方程、特点。

3. 静脉滴注稳态血药浓度、达坪分数及负荷剂量的意义。

4. 残数法求算吸收速率常数。

5. 双室模型静脉注射血药浓度与时间关系式，静脉注射、静脉滴注和血管外给药的药动学参数。

6. 多剂量给药函数，第 n 次给药后血药浓度与时间关系式，蓄积系数及血药浓度波动程度的意义。

7. 药物体内过程的非线性现象、特点和识别。

8. 米氏方程及米氏过程的药动学特征，非线性动力学血药浓度与时间关系式及药动学参数。

 必备考点精编

一、单室模型

表 9-2　单室模型的药动学方程及参数

项　　目			公　　式
静脉注射给药	血药浓度分析	药动学方程	$C = C_0 e^{-kt}$
			$\lg C = (-k/2.303)t + \lg C_0$
		半衰期	$t_{1/2} = \dfrac{0.693}{k}$
		表观分布容积	$V = \dfrac{X_0}{C_0}$
		血药浓度-时间曲线下面积	$AUC = \dfrac{C_0}{k}$
			$AUC = \dfrac{X_0}{kV}$
		清除率	$Cl = \dfrac{X_0}{AUC}$

续表

项　目		公　式
静脉注射给药	尿药排泄数据分析	药动学方程 $\dfrac{dX_u}{dt}=k_e \cdot X_0 e^{-kt}$
		尿药排泄数据分析 ... $\lg \dfrac{dX_u}{dt}=-\dfrac{k}{2.303}t+\lg(k_e \cdot X_0)$
		肾排泄速度常数 $K_e=\dfrac{A}{X_0}$
静脉滴注给药		药动学方程 $C=\dfrac{k_0}{kV}(1-e^{-kt})$
		稳态血药浓度或坪浓度（C_{ss}） C_{ss}时，药物的消除速度等于药物的输入速度 $C_{ss}=\dfrac{k_0}{kV}$
		达坪分数 $f_{ss}=1-e^{-kt}$ $n=-3.32\lg(1-f_{ss})$
		负荷剂量亦称首剂量 $X_0=C_{ss}V$
血管外给药		药动学方程 $C=\dfrac{k_aFX_0}{V(k_a-k)}(e^{-kt}-e^{-k_a t})$
		消除速率常数（斜率） $\lg C=-\dfrac{kt}{2.303}+\lg\dfrac{k_aFX_0}{V(k_a-k)}$
		吸收速率常数（残数法）（斜率） $\lg C_r=-\dfrac{k_a}{2.303}t+\lg\dfrac{k_aFX_0}{V(k_a-k)}$
		峰浓度 $C_{max}=\dfrac{FX_0}{V}e^{-kt_{max}}$
		达峰时间 $t_{max}=\dfrac{2.303}{k_a-k}\log\dfrac{k_a}{k}$
		血药浓度-时间曲线下面积 $AUC=\dfrac{FX_0}{kV}$

二、双室模型

表 9-3 双室模型的药动学方程及参数

项　　目		公　　式
静脉注射给药	血药浓度与时间的关系	$C=\dfrac{X_0\,(\alpha-k_{21})}{V_C\,(\alpha-\beta)}\cdot e^{-\alpha t}+\dfrac{X_0\,(k_{21}-\beta)}{V_C\,(\alpha-\beta)}\cdot e^{-\beta t}$ $C=A\cdot e^{-\alpha t}+B\cdot e^{-\beta t}$
静脉滴注给药	血药浓度与时间的关系	$C=\dfrac{k_0}{V_c k_{10}}\left(1-\dfrac{k_{10}-\beta}{\alpha-\beta}\cdot e^{-\alpha t}-\dfrac{\alpha-k_{10}}{\alpha-\beta}\cdot e^{-\beta t}\right)$
	稳态血药浓度或坪浓度	$C_{ss}=\dfrac{k_0}{V_c k_{10}}$

三、多剂量给药

表 9-4 多剂量给药参数及药动学方程

项　　目		公　　式
多剂量函数		$r=\dfrac{1-e^{-nk_i\tau}}{1-e^{-k_i\tau}}$ n 为给药次数，k_i 为一级速度常数，τ 给药间隔时间
第 n 次给药后血药浓度方程	单室模型重复静脉注射给药	$C_n=\dfrac{X_0}{V}\left(\dfrac{1-e^{-nk\tau}}{1-e^{-k\tau}}\right)e^{-kt}$
	单室模型血管外重复给药	$C_n=\dfrac{k_a FX_0}{V\,(k_a-k)}\left(\dfrac{1-e^{-nk\tau}}{1-e^{-k\tau}}e^{-kt}-\dfrac{1-e^{-nk_a\tau}}{1-e^{-k_a\tau}}e^{-k_a t}\right)$

续表

项　　目		公　　式
蓄积系数	稳态最小血药浓度 $C_{\min}^{ss}$ 与第一次给药后的最小血药浓度 $(C_1)_{\min}$ 的比值	$R = \dfrac{C_{\min}^{ss}}{(C_1)_{\min}}$
	单室模型重复静脉注射给药	$R = \dfrac{1}{1 - e^{-k\tau}}$
	单室模型重复血管外给药	$R = \dfrac{1}{(1 - e^{-k\tau})(1 - e^{-k_a\tau})}$
		若 $k_a \gg k$，且 τ 值较大，则 $e^{-k_a\tau} \to 0$ $R = \dfrac{1}{1 - e^{-k\tau}}$ $\tau = t_{1/2}$，$R = 2$；$\tau = \dfrac{1}{2} t_{1/2}$，$R = 3.4$；$\tau = 2 t_{1/2}$，$R = 1.33$
多剂量给药血药浓度波动程度的临床意义：对设计合理的给药方案具有重要意义		
血药浓度波动程度的表示方法：①波动百分数；②波动度；③血药浓度变化率等		
开发缓释制剂的重要目的：减小体内药物浓度的波动程度		

四、非线性药动学

（一）特点与识别

1. 特点
　①药物的消除不呈现一级动力学特征，即消除动力学是非线性的
　②当剂量增加时，消除半衰期延长
　③AUC 和平均稳态血药浓度与剂量不成正比
　④其他可能竞争酶或载体系统的药物，影响其动力学过程

①不同剂量的血药浓度-时间曲线不平行

②以剂量对相应的血药浓度进行归一化，以单位剂量下血药浓度对时间作图，所得的曲线明显不重叠

③AUC 分别除以相应的剂量，所得比值明显不同

④将每个剂量的血药浓度-时间数据按线性动力学模型处理，所求得的动力学参数（$t_{1/2}$、k 和 Cl 等）明显地随剂量大小而改变

2. 识别

（二）药动学方程及参数

表 9-5　非线性动力学方程及参数

项　目	公　式
Michaelis-Menten 方程	$-\dfrac{dC}{dt}=\dfrac{V_m \cdot C}{K_m+C}$ $-\dfrac{dC}{dt}$：药物浓度在 t 时间的下降速度；V_m：药物消除过程的理论最大速度；K_m：Michaelis 常数，简称米氏常数，是指药物消除速度为 V_m 一半时的血药浓度 $K_m \gg C$，$-\dfrac{dC}{dt}=\dfrac{V_m}{K_m} \cdot C$ $C \gg K_m$，$-\dfrac{dC}{dt}=V_m$
血药浓度与时间关系	$\ln C=\dfrac{C_0-C}{K_m}+\ln C_0-\dfrac{V_m}{K_m}t$
K_m 与 V_m 值估算	$\dfrac{1}{(\Delta c/\Delta t)}=\dfrac{K_m}{V_m \cdot C_m}+\dfrac{1}{V_m}$ 以 $1/(\Delta c/\Delta t)$ 对 $1/C_m$ 作图得一条直线，其斜率为 K_m/V_m，截距为 $1/V_m$

续表

项 目	公 式
生物半衰期	$t_{1/2} = \dfrac{\dfrac{1}{2}C_0 + 0.693K_m}{V_m} = \dfrac{C_0 + 1.386K_m}{2V_m}$ $C \ll K_m,\ t_{1/2} = 0.693 \cdot \dfrac{K_m}{V_m}$ $C \gg K_m,\ t_{1/2} = \dfrac{C}{2V_m}$
血药浓度-时间曲线下面积与剂量的关系	$AUC = \displaystyle\int_0^\infty C\mathrm{d}t = \dfrac{X_0}{V_m V}\left(K_m + \dfrac{X_0}{2V}\right)$ $X_0/\ (2V)\ \ll K_m,\ AUC = \displaystyle\int_0^\infty C\mathrm{d}t = \dfrac{K_m X_0}{V_m V}$ $X_0/\ (2V)\ \gg K_m,\ AUC = \dfrac{X_0^2}{2V^2 V_m}$

第三节　非房室模型

必备考点提示

1. 零阶矩、一阶矩、二阶矩及其意义。

2. 半衰期、清除率、稳态表观分布容积与平均滞留时间及意义。

必备考点精编

表 9-6　统计矩及矩量法

项 目	公 式
零阶矩	$AUC = \displaystyle\int_0^{t^*} C\mathrm{d}t + \dfrac{C^*}{k}$

续表

项　目	公　式
一阶矩（药物在体内的平均滞留时间）	$MRT = \dfrac{AUMC}{AUC}$ $AUMC = \displaystyle\int_0^\infty tCdt = \int_0^{t^*} tCdt + \int_{t^*}^\infty tCdt$
二阶矩（平均滞留时间的方差，药物在体内滞留时间的变异程度）	$VRT = \displaystyle\int_0^\infty (t - MRT)^2 Cdt / \int_0^\infty Cdt$
生物半衰期	$MRT = t_{0.632}$ $MRT \approx \dfrac{1}{k}$ 单室模型静脉注射给药：$t_{1/2} = 0.693\,MRT_{iv}$ 非瞬时给药 MRT 值> MRT_{iv}
清除率（静脉注射给药）	$Cl = \dfrac{(X_0)_{iv}}{(AUC)_{iv}}$
稳态表观分布容积	$V_{ss} = Cl \cdot MRT = \dfrac{X_0 MRT}{AUC}$
平均滞留时间（MRT）	$MRT_{片} = MRT_{iv} + MAT_{溶液} + MDT_{颗粒} + MDIT_{片}$ $MDIT_{片} = MRT_{片} - MRT_{散剂}$ 固体制剂平均崩解时间：MDIT；药物平均溶出时间：MDT；溶出药物平均吸收时间：MAT；药物在体内的平均处置（分布、代谢和排泄）时间：MRT_{iv}

第四节　给药方案设计与个体化给药

必备考点提示

1. 给药方案设计的一般原则，维持剂量与首剂量的关系，根据半衰期、平均稳态血药浓度设计及静脉滴注给药方案。

2. 个体化给药与血药浓度，个体化方法及肾功能减退患者的给药方案设计。

3. 需进行血药浓度监测的情况及临床意义。

 必备考点精编

一、给药方案设计

表9-7　给药方案设计

给药方案	①剂量 ②给药间隔时间 ③给药方法 ④疗程
影响因素	①药物的药理活性 ②药动学特性 ③患者的个体因素
目的	药物在靶部位达到最佳治疗浓度，产生最佳的治疗作用和最小的副作用
一般原则	①安全范围广的药物不需要严格的给药方案 ②对于治疗指数小的药物，需要制定个体化给药方案 ③对于在治疗剂量具非线性动力学特征的药物，需制定个体化给药方案 ④给药方案设计和调整，常需要进行血药浓度监测
维持剂量与首剂量的关系	$X_0^* = \dfrac{1}{1-e^{-k\tau}}X_0$ 若维持量 X_0 为有效剂量，且 $\tau = t_{1/2}$ 时：$X_0^* = 2X_0$

续表

根据半衰期确定给药方案（不适合半衰期过短或过长的药物）	$\tau = t_{1/2}$时，体内药物浓度大约经 5~7 个半衰期达到稳态水平。药物在体内不会造成很大积累 $\tau > t_{1/2}$时，血药浓度波动大 $\tau < t_{1/2}$时，药物可能有较大积累
根据平均稳态血药浓度制定给药方案	$\overline{C}_{ss} = \dfrac{FX_0}{kV\tau}$ $\tau = \dfrac{FX_0}{\overline{C}_{ss}kV}$ $X_0 = \dfrac{\overline{C}_{ss} \cdot k \cdot V \cdot \tau}{F}$
使稳态血药浓度控制在一定范围内的给药方案	单室模型药物重复静注时：$C_{min}^{ss} = C_{max}^{ss} \cdot e^{-k\tau}$ $\tau = \dfrac{1}{k} \cdot \ln \dfrac{C_{max}^{ss}}{C_{min}^{ss}}$
静脉滴注给药方案设计	$C_{ss} = \dfrac{k_0}{kV}$ $k_0 = C_{ss}kV$

二、个体化给药

表 9-8　个体化给药方案

血药浓度与给药方案个体化	①选择适合的药物及给药途径，再拟定初始给药方案 ②按初始方案用药后，随时观察临床效果的同时按一定时间采取血样，测定血药浓度，由血药浓度-时间的数据，求出药动学参数 ③根据患者的临床表现药动学数据，结合临床经验和文献资料对初始给药方案作必要的修改，制订出调整后的给药方案，用于患者疾病的治疗 ④根据具体情况，可重复上述过程，反复调整给药方案

续表

给药方案个体化方法	①比例法 ②一点法 ③重复一点法
肾功能减退患者的给药方案设计	$\tau = \tau_{(r)}$, $X_{0(r)} = \dfrac{k_{(r)}}{k} \cdot X_0$ $X_0 = X_{0(r)}$, $\tau_{(r)} = \dfrac{k}{k_{(r)}} \cdot \tau$ $\tau_{(r)}$：给药间隔；$k_{(r)}$：药物消除速率常数

三、治疗药物监测

1. 需进行血药浓度监测的情况

①个体差异很大的药物：三环类抗抑郁药

②具非线性动力学特征的药物：苯妥英钠

③治疗指数小、毒性反应强的药物：强心苷类药、茶碱、锂盐和普鲁卡因胺等

④毒性反应不易识别，用量不当或用量不足的临床反应难以识别的药物：地高辛过量引起心律失常

⑤特殊人群用药：肾功能不全的患者应用氨基糖苷类抗生素

⑥常规剂量下没有疗效或出现毒性反应

⑦合并用药而出现的异常反应，药物之间的相互作用使药物在体内的吸收或消除发生改变

⑧长期用药，血药浓度可受各种因素的影响而发生变化

⑨诊断和处理药物过量或中毒

2. 治疗药物
监测的临
床意义
①指导临床合理用药、提高治疗水平
②确定合并用药原则
③药物过量中毒的诊断
④作为医疗差错或事故的鉴定依据及评价患者用药依从性的手段

第五节　生物利用度与生物等效性

必备考点提示

1. 生物利用度的临床意义、主要研究方法。
2. 绝对生物利用度、相对生物利用度的意义。

必备考点精编

一、生物利用度（BA）

表9-9　生物利用度、研究方法及实验设计原则

项目	内　容
定义	药物被吸收进入血液循环的速度与程度
评价参数	①峰浓度 C_{max} ②达峰时间 t_{max} ③血药浓度-时间曲线下面积（AUC） ④ 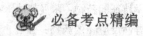

续表

项目	内　容	
评价参数	AUC：A＝B＝C；C_{max}：A＞B＞C；t_{max}：A＞B＞C A血药浓度已超过最小中毒浓度，C血药浓度未达到最小有效浓度，B血药浓度较长时间落在最小中毒浓度和最小有效浓度，因此疗效最好	
研究方法	①血药浓度法 ②尿药数据法 ③药理效应法	
相对生物利用度	$F=\dfrac{AUC_T}{AUC_R}\times100\%$ 试验制剂：T；参比制剂：R	
绝对生物利用度	$F=\dfrac{AUC_T}{AUC_{iv}}\times100\%$ $F=\dfrac{AUC_T\times X_R}{AUC_R\times X_T}\times100\%$	
实验设计原则	受试者选择	年龄19~40岁，健康男性志愿者
	标准参比制剂	绝对生物利用度：静脉注射剂
		相对生物利用度：被药政部门认可的同类剂型或相关剂型的上市产品
	受试制剂与给药剂量	①受试制剂经过安全性、质量和稳定性研究的中试放大产品 ②给药剂量一般应与临床用药剂量一致 ③受试制剂和标准参比制剂的给药剂量相等
	生物样本中药物浓度分析方法	色谱法
	实验方案	①采用双周期的交叉试验设计 ②洗净期大于药物的7~10个半衰期，半衰期小的药物常为一周 ③在空腹条件下给药，一般禁食10小时以上，早上服药，同时饮水200ml，4小时后统一进标准餐 ④采样点设计一般兼顾吸收相、平衡相（峰浓度）和消除相
	实验数据的处理	一般用非房室模型分析方法来估算药动学参数
	生物利用度的计算	
	多剂量试验	

二、生物等效性（BE）

1. **定义** 采用生物利用度的研究方法，以药动学参数为指标，根据预先确定的等效标准和限度进行的比较研究，评价同种药物不同制剂内在质量是否相等。

2. **评价**
评价参数：AUC、C_{max}、t_{max}

统计分析方法：①方差分析；②双单侧检验；③（$1-2\alpha$）置信区间；④贝叶斯分析

制剂生物等效的标准：供试制剂与参比制剂 AUC 的几何均值比的90%置信区间在80%～125%范围内，且 C_{max} 几何均值比的90%置信区间在75%～133%范围内，则判定供试制剂与参比制剂生物等效

高频考点速记

1. 静脉滴注给药达到稳态血药浓度99%所需半衰期的个数为：6.64。

2. 下列有关药物表观分布容积的叙述正确的有：表观分布容积大，表明药物在血浆中浓度低；表观分布容积是体内药量与血药浓度之间相互关系的一个比例常数。

3. 评价药物吸收程度的药动学参数是：药–时曲线下面积。

4. 相对生物利用度是：受试药物 AUC/标准药物 $AUC×100\%$。

5. 按一级动力学消除的药物，达到稳态血药浓度的时间长短取决于：半衰期。

6. 单室模型静脉注射给药，体内药量随时间变化关系

式为：$X = X_0 e^{-kt}$。

7. 单室模型静脉滴注给药，稳态血药浓度的公式为：$C_{ss} = \dfrac{k_0}{kV}$。

8. 单室模型多剂量静脉注射给药首剂量与维持剂量的关系式为：$X_0^* = \dfrac{1}{1-e^{-k\tau}} X_0$。

9. 单室模型多剂量静脉注射给药平均稳态血药浓度公式为：$\overline{C}_{ss} = \dfrac{X_0}{kV\tau}$。

10. 单室模型血管外给药的曲线下总面积公式为：$AUC = FX_0/Vk$。

11. 单室模型静脉滴注给药，体内血药浓度与时间的关系式为：$C = \dfrac{k_0}{kV}(1-e^{-kt})$。

12. 单室模型静脉注射给药，体内血药浓度随时间变化关系式为：$\lg C = (-k/2.303)\, t + \lg C_0$

13. 稳态血药浓度为：C_{ss}。

14. 静注浓度为：C_0。

15. 单室单剂量血管外给药 $C - t$ 关系式为：$C = \dfrac{k_a FX_0}{V(k_a-k)}(e^{-kt}-e^{-k_a t})$。

16. 某药物的理想稳态浓度为 3mg/L，表观分布容积为 2.0L/kg，若患者体重为 60kg，静脉滴注该药达稳态时，其体内的稳态药量是：360mg。

17. 某药以一级速率过程消除，消除速度常数 $k = 0.095h^{-1}$，则该药半衰期为：7.3h。

18. 静脉注射某药，$X_0 = 60mg$，若初始血药浓度为 15μg/ml，其表观分布容积 V 为：4L。

19．（对比记忆）

（1）单室模型静脉滴注给药过程中，血药浓度与时间的计算公式是：$C=\dfrac{k_0}{kV}(1-e^{-kt})$。

（2）单室模型静脉滴注给药过程中，稳态血药浓度的计算公式是：$C_{ss}=\dfrac{k_0}{kV}$。

（3）药物在体内的平均滞留时间的计算公式是 $MRT=\dfrac{AUMC}{AUC}$。

20. 洛美沙星结构如下：

对该药进行人体生物利用度研究，采用静脉注射与口服给药方式，给药剂量均为 400mg，静脉给药和口服给药的 AUC 分别为 40（μg·h）/ml 和 36（μg·h）/ml。基于上述信息分析，洛美沙星生物利用度计算正确的是：绝对生物利用度为 90%。

21. 注射用美洛西林/舒巴坦，规格 1.25g（美洛西林 1.0g，舒巴坦 0.25g）。成人静脉注射符合单室模型。美洛西林表观分布容积 $V=0.5$L/kg。体重 60kg 患者用此药进行呼吸系统感染治疗希望美洛西林/舒巴坦可达到 0.1g/L，需给美洛西林/舒巴坦的负荷剂量为：3.75g（3 瓶）。

22. 三种药物的血药浓度时间曲线如下图，对 A、B、C 三种药物的临床应用和生物利用度分析，正确的是：制剂 A 的达峰时间最短；制剂 A 可能引起中毒；制剂 C 可能无治疗作用；制剂 B 为较理想的药品。

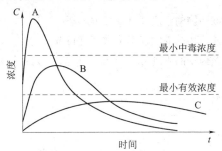

23. 有关药物表观分布容积的叙述中，正确的是：表观分布容积大，表明药物在血浆中浓度小。

24. 关于非线性药物动力学特点的说法，正确的是：剂量增加，消除半衰期延长。

25. 关于线性药物动力学的说法，错误的是：多剂量给药、相同给药间隔下、半衰期短的药物容易蓄积。

26. （对比记忆）

（1）同一药物相同剂量的试验制剂 AUC 与参比制剂 AUC 的比值称为：相对生物利用度。

（2）单位用"体积/时间"表示的药动学参数是：清除率。

27. （对比记忆）

（1）C_{max} 是指：药物在体内的峰浓度。

（2）MRT 是指：药物在体内的平均滞留时间。

28. （对比记忆）

给某患者静脉注射一单室模型药物，剂量为 100.0mg，测得不同时刻血药浓度数据如下表。外推出浓度为

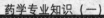

11.88μg/ml。

t（h）	1.0	2.0	3.0	4.0	5.0	6.0
C（μg/ml）	8.40	5.94	4.20	2.97	2.10	1.48

91. 该药物的半衰期（单位 h）是：2.0。

92. 该药物的消除速率常数（常位 h^{-1}）是：0.3465。

93. 该药物的表现分布容积（单位 L）是：8.42。

第十章 药品标准与药品质量检验

第一节 药品标准与药典

必备考点提示

1. 国家药品标准的组成、效力与制定原则。
2. 主要国际药品标准的主要内容和特点。
3. 《中国药典》的主要内容和结构。
4. 凡例中部分项目内容。

必备考点精编

一、国家药品标准

表 10-1 国家药品标准概述

项目	内 容
定义	国家为保证药品质量所制订的关于药品的规格、检验方法以及生产工艺的技术要求,是药品生产、经营、使用、检验和监督管理部门共同遵循的法律依据
制定修订与颁布	国家药典委员会负责制定和修订 国家食品药品监督管理部门颁布
范围	《中国药典》 《药品标准》 药品注册标准
制定原则	针对性——检验项目 科学性——检验方法 合理性——标准限度

二、主要的外国药典

表 10-2　主要外国药典概述

中文译名	英文缩写	基本结构	备注
《美国药典》《美国国家处方集》	USP NF	凡例、通则和正文	1980 年起 USP 与 NF 合并出版 每年发行 1 版 最新版本为 2016 年出版的 USP（39）-NF（34）
《英国药典》	BP	凡例和正文	最新版本为 2016 年出版的 BP（2016）
《欧洲药典》	Ph. Eur. 或 E.P	凡例、附录方法、制剂通则、指导原则和药品标准	有英文和法文两种法定文本 每 3 年发行 1 版 最新版本为 2016 年出版的 Ph. Eur. 或 E.P（9.0）
《日本药局方》	JP	凡例、原料药通则、制剂通则、通用试验方法、正文、红外光谱集、紫外可见光谱集、一般信息和附录	最新版本为 2016 年出版的 JP（17）

三、《中国药典》

（一）组成及其内容

《中国药典》每 5 年出版 1 版，间隔期间出版相应版次增补本。2015 年版药典记为《中国药典》（2015 年版），英文为 ChP（2015）。《中国药典》一经颁布实施，其同品种的上版标准或其原国家标准即停止使用。若未收载的品种，仍延用上版标准或其现行国家标准。

表 10-3　《中国药典》的组成及其内容

部分	内　　　容
一部	收载中药，分为两部分，第一部分收载药材和饮片（植物油脂和提取物），第二部分收载成方制剂和单味制剂
二部	收载化学药品，分为两部分，第一部分收载化学药、抗生素和生化药品，第二部分收载放射性药品
三部	收载生物制品
四部	收载通则（包括：制剂通则、通用方法/检测方法与指导原则）和药用辅料
增补本	—

（二）标准体系

标准体系 ⎧ 凡例：正文，通则，名称与编排，项目与要求，检验方法和限度，标准品与对照品，计量，精确度，试药、试液、指示剂，试验动物，说明书、包装、标签

通则：制剂通则（收载有片剂、注射剂等制剂 41 种）、通用检测方法和指导原则等

标准正文：品名、结构式、分子式、分子量、来源或化学名称、含量或效价的规定、处方、制法、性状、鉴别、检查、含量或效价测定、类别、规格、贮藏和制剂等。正文中的核心内容包括性状、鉴别、检查和含量测定

（三）凡例规定内容

表 10-4　凡例中"贮藏"项下规定

项目	含　　　义
遮光	系指用不透光的容器包装，例如棕色容器或黑纸包裹的无色透明、半透明容器
避光	系指避免日光直射

续表

项目	含 义
密闭	系指将容器密闭，以防止尘土及异物进入
密封	系指将容器密封以防止风化、吸潮、挥发或异物进入
熔封或严封	系指将容器熔封或用适宜的材料严封，以防止空气与水分的侵入并防止污染
阴凉处	系指贮藏处温度不超过20℃
凉暗处	系指贮藏处避光且温度不超过20℃
冷处	系指贮藏处温度为2℃~10℃
常温	系指温度为10℃~30℃

表10-5 凡例中"精确度"项下规定

名词与术语	含 义
称取0.1g	系指称取重量可为0.06g~0.14g
称取2g	系指称取重量可为1.5g~2.5g
称取2.0g	系指称取重量可为1.95g~2.05g
称取2.00g	系指称取重量可为1.995g~2.005g
精密称定	指称取重量应准确至所取重量的千分之一
称定	指称取重量应准确至所取重量的百分之一
精密量取	指量取体积的准确度应符合国家标准中对该体积移液管的精密度要求
约	指该量不得超过规定量的±10%
恒重	除另有规定外，系指供试品经连续两次干燥或炽灼后称重的差异在0.3mg以下的重量
按干燥品计算	除另有规定外，应取未经干燥（或未去水，或未去溶剂）的供试品进行试验，测得的干燥失重（或水分，或溶剂），再在计算时从取用量中扣除

续表

名词与术语	含　义
空白试验	系指在不加供试品或以等量溶剂替代供试液的情况下，按同法操作所得的结果
温度	未注明者系指室温。温度高低对试验结果有显著影响者，除另有规定外，应以 25℃±2℃ 为准

第二节　药品检验与体内药物检测

必备考点提示

1. 药品检验程序与项目：取样、性状、鉴别、检查、含量与效价测定及微生物限度检查。

2. 药品质量检验监督机构、检验类别及检验报告。

3. 体内药物检测：样品的种类、测定及药动学参数的测定。

必备考点精编

一、药品检验

（一）药品检验程序与项目

表 10-6　药品检验程序与项目

项目	方　法
取样	原料药：①$N \leqslant 100$ 时，按列表数目取样；②$N > 100$ 时，$n = \sqrt{N}$ 制剂：①$n < 6$，从相应数量的取样单元中抽取；②$n \geqslant 6$，从 6 个包装中抽取出 x 个最小包装，$6x = n$

续表

项 目		方　　法	
性状	外观	作为参考依据	
	物理常数测定法	熔点测定法	第一法：测定易粉碎的固体药品
			第二法：测定不易粉碎的固体药品（如脂肪等）
			第三法：测定凡士林或其他类似物质
		旋光度测定法：偏振光透过长 1dm 且每 1ml 含旋光物质 1g 的溶液，在一定温度为 20℃、用钠光 D 线（589.3nm）作光源下，测得，记为 $[\alpha]_D^{20}$	
鉴别	化学鉴别法	颜色反应	如具有或反应能产生游离酚羟基药物的三氯化铁反应，如阿司匹林
		沉淀反应	采用丙二酰脲类的鉴别反应鉴别苯巴比妥；葡萄糖的鉴别反应
		气体生成反应	如尼可刹米的降解反应
		焰色反应	钠盐显鲜黄色；钾盐显紫色；钙盐显砖红色；钡盐显黄绿色，通过绿色玻璃透视，火焰显蓝色
	光谱鉴别法	紫外-可见分光光度法（200~760nm）：布洛芬、盐酸氯丙嗪和硝西泮	
		红外分光光度法（4000~400cm^{-1}）：盐酸普鲁卡因	
	色谱鉴别法	薄层色谱法：参数-比移值（R_f）	
		高效液相色谱法：参数-保留时间（t_R）	

续表

项　目		方　法	
检查	化学分析法	阿司匹林中溶液的澄清度检查	
	光谱分析法	肾上腺素中的酮体的检查；硫酸阿托品中的莨菪碱的检查	
	色谱分析法	薄层色谱法：布洛芬中有关物质的检查	
		高效液相色谱法：阿司匹林中游离水杨酸的检查	
		气相色谱法：残留溶剂的检查	
含量与效价测定	含量测定	滴定分析法（见表10-9）	
		紫外-可见分光光度法	Lambert-Beer 定律　$A=-\lg T=-\lg\dfrac{I}{I_0}=ECl$ A：吸光度；T：透光率；C：溶液浓度；l：液层厚度；E：吸收系数；$E^{1\%}_{1\text{cm}}$：百分吸收系数，当吸光物质溶液浓度 1%（1g/100ml），液层厚度为 1cm 时的吸收系数
			含量测定的方法：对照品比较法（为主）和吸收系数法
			对照品比较法计算公式： $$C_X = C_R \cdot \dfrac{A_X}{A_R}$$ 式中，A_X、A_R 分别为供试品溶液与对照品溶液的吸光度；C_R 为对照品溶液的浓度
		高效液相色谱法	内标法　测定甲地高辛的含量；测定布洛伪麻胶囊的含量
			外标法　测定炔诺酮的含量
	效价测定	抗生素微生物检定法	管碟法　检定法：二剂量法、三剂量法
			浊度法　检定法：标准曲线法
非无菌产品微生物限度检查	微生物计数法	平皿法、薄膜过滤法和最可能数（MPN）法	
	控制菌检查法 非无菌药品微生物限度标准	符合相关规定	

（二）色谱法常用术语

表 10-7　色谱法常用术语

术　语	定　义	应　用
保留时间（t_R）	从进样开始到组分色谱峰顶点的时间间隔，单位为分	用于组分的鉴别
半高峰宽（$W_{h/2}$）	峰高一半处的峰宽，与标准差 σ（色谱峰上的拐点，即 0.067 倍峰高处至峰高垂线间的距离）的关系为：$W_{h/2}=2.335\sigma$	用于色谱柱柱效的评价
峰宽（W）	通过色谱峰两侧的拐点作切线，在基线上的截距。$W=4\sigma$ 或 $1.699\,W_{h/2}$	用于色谱柱柱效的评价
峰高（h）	组分色谱峰顶点至时间轴的垂直距离，单位通常为毫伏	用于组分的含量测定
峰面积（A）	组分色谱峰与基线围城的区域的面积，单位通常为毫伏·秒	用于组分的含量测定

（三）典型化学键的红外特征峰

表 10-8　典型化学键的红外特征峰

峰位（cm^{-1}）	振动形式	归属基团或化学键	峰位（cm^{-1}）	振动形式	归属基团或化学键
3750~3000	ν_{OH}、ν_{NH}	O-H、N-H	1900~1650	$\nu_{C=O}$	C=O（醛、酮、羧酸及其衍生物）
3300~3000	$\nu_{\equiv CH}$、$\nu_{=CH}$、ν_{ArH}	$\equiv$CH、=CH、Ar-H	1670~1500	$\nu_{C=C}$、$\nu_{C=N}$、δ_{N-H}	C=C、C=N、N-H
3000~2700	ν_{-CH}	-CH（烷基）、-CHO	1300~1000	ν_{C-O}	C-O（醚、酯和羧酸）
2400~2100	$\nu_{C=C}$、$\nu_{C\equiv N}$	C$\equiv$C、C$\equiv$N	1000~650	$\delta_{=N-H}$、δ_{Ar-H}	不同取代形式双键、苯环

（四）滴定分析法及其应用

表10-9　滴定分析法基本内容

分类		滴定方法	指示剂或指示方法	测定对象
酸碱滴定法		—	常用指示剂:甲基橙、甲基红和酚酞等	—
非水溶液滴定法	非水碱量法	①溶剂：冰醋酸或冰醋酸-酸酐②滴定液：高氯酸的冰醋酸溶液	①指示剂或电位法②常用指示剂：结晶紫	有机弱碱及其氢卤酸盐、磷酸盐、硫酸盐或有机酸盐及有机酸的碱金属盐等药物
	非水酸量法	①溶剂：乙二胺或二甲基甲酰胺②滴定液：甲醇钠溶液	常用指示剂：麝香草酚蓝	有机弱酸或显酸性的酰亚胺类药物
氧化还原滴定法	碘量法 直接碘量法	滴定液：碘	①直接法：用淀粉（或碘自身）指示剂，滴定前加入，蓝色出现为终点②剩余和置换法：用淀粉指示剂，近终点时加入，蓝色消失为终点	能与碘直接或间接发生氧化还原反应的物质
	碘量法 剩余碘量法	滴定液：硫代硫酸钠		
	碘量法 置换碘量法	滴定液：硫代硫酸钠		
	铈量法	滴定液：硫酸铈	邻二氮菲	某些金属的低价化合物及有机还原性药物
	亚硝酸钠法	滴定液：亚硝酸钠	①永停滴定法②电位法③内、外指示剂法	芳伯氨基或潜在的芳伯氨基药物
	溴量法、溴酸钾法、重铬酸钾法及高锰酸钾法			

表 10-10　滴定分析法的应用示例

方法	应 用 示 例
酸碱滴定法	阿司匹林原料药含量测定
碘量法	①直接碘量法：维生素 C、二巯丙醇等及其制剂的含量测定 ②剩余碘量法：复方对乙酰氨基酚片中咖啡因的含量测定 ③置换碘量法
铈量法	硫酸亚铁片及硫酸亚铁缓释片、葡萄糖酸亚铁及其制剂、富马酸亚铁及其制剂、硝苯地平的含量测定 硫酸亚铁原料药的含量测定，用高锰酸钾法
亚硝酸钠法	盐酸普鲁卡因及其制剂、磺胺甲噁唑、磺胺嘧啶等药物的含量测定
非水溶液滴定法	①非水碱量法：肾上腺素、地西泮、盐酸麻黄碱、硫酸阿托品、硫酸奎宁等药物的含量测定 ②非水酸量法：乙琥胺的含量测定

二、药品质量检验

表 10-11　药品质量检验机构、类别及检验报告书

项目	内　容
药品监督检验机构	①中国食品药品检定研究院 ②各省级食品药品检验所 ③各市（县）级药品检验所
药品检验的类别	①出厂检验 ②委托检验 ③抽查检验 ④复核检验 ⑤进口药品检验
药品检验报告书	1. 检验记录与检验卡 2. 检验报告书 ①品名、规格、批号、数量、包装、有效期、生产单位和检验数据 ②取样日期、报告日期 ③检验项目、标准规定和检验结果 ④检验结论

三、体内药物检测高

（一）体内样品的种类

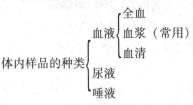

体内样品的种类
- 血液
  - 全血
  - 血浆（常用）
  - 血清
- 尿液
- 唾液

（二）常见体内样品测定法

表 10-11　体内样品测定法

类别	方法	特点	应用
免疫分析法	放射免疫法 非放射免疫法：荧光免疫法、发光免疫法、酶免疫法及电化学免疫法等	①基于抗体与抗原或半抗原之间的高选择性竞争反应 ②选择性高、检出限低	各种抗原、半抗原或抗体
色谱分析法	气相色谱法 高效液相色谱法 色谱-质谱联用法	专属性强、准确定量	复杂样品中微量药物

高频考点速记

1. 片剂的规格系指：标示每片含有主药的含量。

2. 《中国药典》采用符号 cm^{-1} 表示的计量单位名称是：波数。

3. 取标准砷溶液（$1\mu g/ml$）$2.0ml$ 制备标准砷斑，若规定供试液当中砷的限量为千万分之一（0.0001%），应取供试品的重量是：$2.0g$。

4. 阿司匹林可以用三氯化铁鉴别的原理是：阿司匹林水解产物水杨酸与三价铁配位而显色。

5. 用亚硝酸钠滴定法测定盐酸普鲁卡因含量的依据

是：芳香伯氨的重氮化反应。

6. 需要查光学异构体的是：左氧氟沙星。

7. 紫外光区的波长范围是：200~400nm。

8. 可见光区的波长范围是：400~760nm。

9. 用高效液相色谱法鉴别药物时应选用的色谱法参数是：保留时间。

10. 用高效液相色谱法测定药物含量时应选用的色谱法参数是：峰面积。

11. 《中国药典》中，检查阿司匹林中游离水杨酸限量的方法是：高效液相色谱法。

12. 《中国药典》中，检查阿司匹林含量的方法是：酸碱滴定法。

13. 用紫外-可见分光光度法检查酮体的药物是：肾上腺素。

14. 《中国药典》中，测定硫酸阿托品含量的方法是：非水溶液滴定法。

15. 属于我国现行国家标准的有：《中国药典》，药品注册标准。

16. 属于药品标准中安全性检查的有：无菌，细菌内毒素。

17. 分析方法中，属于氧化还原滴定法的有：碘量法，铈量法。

18. 用于治疗药物监测的体内样品中，制备过程需要使用抗凝剂的有：全血，血浆。

19. 药品检验时，"称定"系指称取重量应准确至所取重量的：百分之一。

20. 《中国药典》中，收载阿司匹林"含量测定"的部分是：二部正文。

21. 为使所取样品具有代表性，当产品总件数为 100 时，则取样件数为：11。

22. 在血浆样品制备中，常用的抗凝剂是：肝素。

23. 碘量法常用的指示剂是：淀粉。

24. 铈量法常用的指示剂是：邻二氮菲。

25. 非水碱量法常用的指示剂是：结晶紫。

26. 关于吸收系数（$E_{1cm}^{1\%}$）的说法，正确的有：其物理意义为当溶液浓度 1%，液层厚度为 1cm 时吸光度数值。

27.《中国药典》中，比旋度测定的温度为：20℃。

28. 阿司匹林的"溶液澄清度"检查系在碳酸氢钠溶液中进行，目的是为了检查阿司匹林中的：醋酸苯酯；乙酰水杨酸苯酯。

29. 关于阿司匹林原料药含量测定的说法，正确的有：原理是阿司匹林分子结构中的游离羧基有一定的酸性，可与碱定量反应；使用中性乙醇（对酚酞指示液显中性）为溶剂。

30. 药品储藏项下规定的"阴凉处"系指贮藏处的温度不超过：20℃。

31. 含芳伯氨基药物含量测定宜选用：亚硝酸钠滴定法。

32. 弱碱性有机药物含量测定宜选用：非水溶液滴定法。

33. 维生素 C 含量测定方法：碘量法。

34. 滴定分析指示剂有：甲基红、结晶紫和酚酞。

35.《中国药典》（2010 年版）规定，试验时的温度，未注明者，系指在室温下进行；温度对实验结果有显著影响者，除另有规定外，应以下列哪一个温度为准：

25℃±2℃。

36. 根据 Lambert-Beer 定律，吸收度与浓度和光路长度之间的正确关系式是：$A = -\lg T = -\lg I/I_0 = Ecl$。

37. 中国药典检查药物中的残留有机溶剂采用的方法是：气相色谱法。

38. 盐酸普鲁卡因的含量测定方法为：亚硝酸钠滴定法。

39. 在《中国药典》中，项目与要求收载在：凡例部分。

40. 《中国药典》的缩写是：ChP。

41. 与美国药典一起出版的是：NF。

42. 阿司匹林片剂中应检查的项目是：水杨酸、溶出度及其他。

43. 药品质量标准中，收载外观、臭、味等内容的项目是：性状。

44. 在《中国药典》凡例中，贮藏项下规定的"凉暗处"是指：避光并不超过20℃。

45. 检查阿司匹林中的游离水杨酸应使用的试剂是：硫酸铁铵。

46. "冷处"所指的温度范围是：2℃~10℃。

47. "室温"所指的温度范围是：10℃~30℃。

48. 用于血药浓度测定的方法有：光谱法、色谱法、免疫法和高效毛细管电泳法。

49. 常用血药浓度测定方法中，适用范围广的方法是：高效液相色谱法。

50. 对《中国药典》规定的项目与要求的理解，错误的是：贮藏条件为"在阴凉处保存"，是指保存温度不超过10℃。

51. 临床上，治疗药物检测常用的生物样品是：血浆。

52. （对比记忆）

（1）美国药典的缩写是：USP。

（2）欧洲药典的缩写是：EP。

53. 以下为左氧氟沙星的部分报告书

检验项目	标准	检验结果
［鉴别］		
液相色谱	主峰保留时间应与对照品保留时间一致	主峰保留时间与对照品保留时间一致
紫外光谱	应在 226、294nm 波长处有最大吸收，在 263nm 波长处有最小吸收	在 226、294nm 波长处有最大吸收，在 263nm 波长处有最小吸收
［检查］		
杂质 A	≤0.3%	0.3%
其他单杂	≤0.3%	0.2%
其他总杂	≤0.7%	0.8%
［含量测定］	标示量为 90.0%~110.0%	110.1%

合格的项目有：紫外光谱；杂质 A；其他单杂。

54. 非无菌药品被某些微生物污染后可能导致其活性降低，所以多数非无菌制剂需进行微生物限度检查，常用于药品微生物限度检查的方法是：平皿法。

55. 《中国药典》对药品质量标准中含量（效价）限度的说法，错误的是：制剂效价限度一般用效价占标示量的百分率表示。

56. 临床治疗药物监测的前提是体内药物浓度的准确测定，在体内药物浓度测定中，如果抗凝剂、防腐剂可能与被监测的药物发生作用，并对药物浓度的测定产生干扰，则检测样品宜选择：血清。

57. 某药物采用高效液相色谱法检测，药物响应信号强度随时间变化的色谱图及参数如下，其中可用于该药物含量测定的参数是：h。

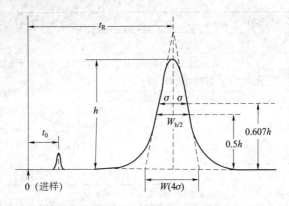

58. 临床治疗药物的药动学参数通常基于血药浓度的获得，常用的血药浓度方法有：酶免疫法（ELISA）；高效液相色谱法（HPLC）；液相色谱–质谱联用法（LC–MS）。

59. 药品标准正文内容，除收载有名称、结构式、分子式、分子量与性状外，还载有：鉴别；检查；含量测定。

第十一章　常见药物结构特征与作用

第一节　精神与中枢神经系统疾病用药

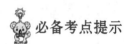 **必备考点提示**

1. 苯并二氮杂䓬类药物的构效关系及地西泮、艾司唑仑、三唑仑的结构特征与作用时长。

2. 非苯二氮䓬类药物唑吡坦、艾司佐匹克隆的结构特征与作用。

3. 吩噻嗪类药物的构效关系及氯丙嗪、奋乃静的结构特征与作用。

4. 其他三环类药物的构效关系及氯普噻吨、氯氮平的结构特征与作用。

5. 其他结构药物利培酮的结构特征与作用。

6. 抗抑郁药按作用特点分类及氯米帕明、阿米替林、多塞平、氟西汀、文拉法辛、西酞普兰、帕罗西汀的结构特征与作用。

7. 镇痛药的结构分类及个代表药物的作用靶点。

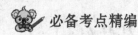 必备考点精编

一、镇静与催眠药

1. 苯二氮䓬类药物构效关系

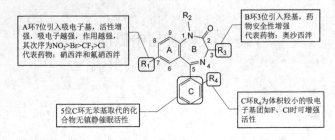

A环7位引入吸电子基，活性增强，吸电子越强，作用越强，其次序为NO₂>Br>CF₃>Cl 代表药物：硝西泮和氟硝西泮

B环3位引入羟基，药物安全性增强 代表药物：奥沙西泮

5位C环无苯基取代的化合物无镇静催眠活性

C环R₄为体积较小的吸电子基团如F、Cl时可增强活性

2. 苯二氮䓬类药物结构特点

通用名	地西泮	艾司唑仑	三唑仑
结构式			
结构及作用特点	7位氯取代	与三唑仑相比，三唑环无甲基，C环无氯取代，结构中只含有1个氯原子	1，4-苯二氮䓬的1，2位为三唑环（含有三个氮的五元杂环），药物名称为三唑仑，活性比地西泮强几十倍，结构中含有2个氯原子

3. 非苯二氮䓬类药物结构特征与作用

通用名	佐匹克隆	艾司佐匹克隆
结构式	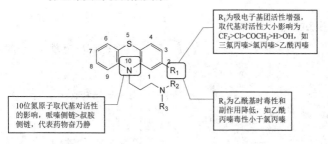	
结构及作用特点	结构中含有吡咯酮和一个手性中心，左旋体无活性且易引起毒副作用	佐匹克隆的右旋体，具有较好的短效催眠作用

二、抗癫痫药物

巴比妥类药物作用时间的比较：

苯巴比妥>戊巴比妥、司可巴比妥>硫喷妥钠。

三、抗精神病药物

1. 吩噻嗪类药物构效关系

R_1为吸电子基团活性增强，取代基对活性大小影响为CF_3>Cl>COCH_3>H>OH，如三氟丙嗪>氯丙嗪>乙酰丙嗪

10位氮原子取代基对活性的影响，哌嗪侧链>叔胺侧链，代表药物奋乃静

R_1为乙酰基时毒性和副作用降低，如乙酰丙嗪毒性小于氯丙嗪

通用名	氯丙嗪	奋乃静
结构式		
结构及作用	2位氯取代，参考记忆"氯"丙嗪	10位氮原子以哌嗪侧链取代，作用比氯丙嗪强十几倍到几十倍
副作用及毒性	锥体外系反应，光毒性	

2. 其他三环类药物

通用名	氯普噻吨	氯氮平
结构式	顺式	
结构及作用	活性：顺式异构体>反式异构体	结构中含有二氮䓬，参考记忆氯氮平，生物利用度为50%

3. 其他结构药物

①非经典抗精神病药

②口服完全吸收

③代谢产物有活性

利培酮

四、抗抑郁药

1. 去甲肾上腺素重摄取抑制剂

（1）二苯并氮䓬类和二苯并庚二烯类

通用名	丙米嗪	氯米帕明	阿米替林
结构式			
结构及作用	二苯并氮䓬类	丙米嗪 2 位引入氯原子，故称为"氯"米帕明，起效快，兼具抗焦虑功能	二苯并环庚二烯类，对日光敏感
共同特点	脱甲基代谢产物均仍保持抗抑郁活性		

（2）二苯并噁䓬类

E型异构体抑制 5-羟色胺重摄取的活性较强

Z型异构体抑制去甲肾上腺素重摄取的活性较强

E型

Z型

多塞平

2. 5-羟色胺（5-HT）重摄取抑制剂

通用名	结构式	结构及作用	共同特点
氟西汀		生物利用度100%，临床使用其外消旋混合物，氟西汀及其代谢产物半衰期均较长，肝病和肾病患者慎用	脱甲基代谢产物均仍保持抗抑郁活性
文拉法辛		小剂量主要抑制5-羟色胺，大剂量原药及其代谢产物均具有双重抑制作用	
西酞普兰		分子中含有苯并呋喃，药用其外消旋体	
帕罗西汀		含有两个手性中心，市售为（3S，4R）-（-）-异构体	

五、镇痛药

1. 天然生物碱及其类似物

通用名	吗啡	可待因	纳洛酮
结构式			

续表

通用名	吗啡	可待因	纳洛酮
结构及作用	5个手性中心，只有左旋体有活性	吗啡3位羟基甲基化，镇痛活性降低，镇咳作用较强	吗啡N甲基被烯丙基取代，6位羟基氧化得吗啡受体拮抗剂，结构中含酮羰基，参考记忆"纳洛酮"

2. 哌啶类

通用名	哌替啶	芬太尼
结构式		
结构及作用	4-苯基哌啶类，结构中含有哌啶环	①哌啶环的4位引入苯基氨基，属4苯氨基哌啶类 ②起效快，作用时间短，镇痛作用强

3. 氨基酮类和其他合成镇痛药

通用名	美沙酮	布桂嗪	曲马多
结构式			

续表

通用名	美沙酮	布桂嗪	曲马多
结构及作用	①结构中含有甲基和酮基，美代表"甲基"，可以参考记忆 ②左旋体镇痛活性强	阿片受体激动-拮抗剂	①微弱的μ阿片受体激动剂 ②分子中含有两个手性中心

 高频考点速记

1. 下列哪个药物服用后，皮肤受日光照射会产生红疹：氯丙嗪。

2. 关于利培酮的描述错误的是：属于三环类抗精神病药。

3. 关于抗抑郁药氟西汀性质的说法，正确的是：氟西汀为选择性的中枢5-HT重摄取抑制剂。

4. 分子中有氨基酮结构的，用于吗啡，海洛因等成瘾造成的或阶段症状的治疗是：美沙酮。

5. 在苯二氮䓬结构的1,2位并合三氮唑结构，其脂溶性增加，易通过血-脑屏障，产生较强的镇定催眠作用的药

物是：氟地西泮。

6. 非经典抗精神病药利培酮

的组成是：帕利哌酮

。

7.（对比记忆）

（1）含有甲基三唑杂环，起效快催眠作用强的苯二氮
䓬类镇静催眠药为：

三唑仑。

（2）在苯二氮䓬结构中的3位引入羟基后，极性增加、
毒性降低的镇静催眠药是：

奥沙西泮。

（3）结构中有吡咯烷酮的非苯二氮䓬类镇静催眠药为：

艾司佐匹克隆。

8. 对比记忆

（1）分子中含有氨基酮结构，戒断症状较轻，常用作
戒毒的药物：

美沙酮。

（2）分子中含有烯丙基结构，具有阿片受体拮抗作用的药物是：

纳洛酮。

（3）分子中含有哌啶结构，具有μ受体活动作用的药物是：

哌替啶。

9.（对比记忆）

（1）4-苯基哌啶类镇痛药物是：哌替啶。

（2）结构中含两个手性中心的阿片μ受体弱激动剂药物是：曲马多。

（3）氨基酮类镇痛药物是：美沙酮。

10. 以下药物中镇静催眠活性比地西泮强的有：①硝西泮；②氯硝西泮；③氟西泮；④氟地西泮。

11. 在体内可发生脱甲基代谢，其代谢产生仍保持抗抑郁活性的药物有：①氟西汀；②文拉法辛；③西酞普兰；④帕罗西汀。

12. 哌啶环4位引入苯基氨基，体内作用时间短的是：

芬太尼。

13. 在体内可发生去甲基化代谢，其代谢产物仍具有

活性的抗抑郁药物的有：（氟西

汀）、　　　（舍曲林）、　　　（文拉

法辛）、　　　（阿米替林）。

第二节　解热、镇痛、抗炎药及抗痛风药

🐨 必备考点提示

1. 解热镇痛药对乙酰氨基酚、阿司匹林的结构特征与作用。

2. 吲哚美辛、双氯芬酸、布洛芬的结构特征与作用。

3. 非羧酸类非甾体抗炎药物美洛昔康、塞来昔布的结构特征与作用。

4. 抗痛风药秋水仙碱、别嘌醇、苯溴马隆的结构特征与适用的痛风发病阶段。

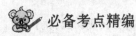 必备考点精编

一、解热、镇痛药

通用名	结构式	结构特征	药理作用/不良反应
阿司匹林		①含羧基，呈弱酸性 ②结构中羧基和乙酰氧基的邻位关系改变后，活性消失	①不可逆环氧酶（COX）抑制剂 ②小剂量有抗凝作用
对乙酰氨基酚		结构中含有乙酰胺基和酚羟基，二者对位	肝毒性、肾毒性

二、非甾体抗炎药

1. 羧酸类抗炎药

通用名	结构式	结构特征
吲哚美辛		①芳基乙酸类 ②结构中含有吲哚基，故称为"吲哚"美辛 ③对光敏感 ④5位取代基可防止药物在体内代谢，且对活性有影响
双氯芬酸		结构中含有间二氯苯基和乙酸基，故称为"双氯"芬酸

续表

通用名	结构式	结构特征
布洛芬	H₃C、CH₃ 结构	①芳基丙酸类 ②芳基乙酸甲基的引入提高抗炎作用 ③市售外消旋体

2. 非羧酸类抗炎药

通用名	结构式	结构特征	药理作用/不良反应
美洛昔康	结构式	①昔康类 1，2-苯并噻嗪母核结构 ②N-（2-噻唑基）中含有甲基（Me），药品中"美"代表甲基，参考记忆：美洛昔康	主要作用于COX-2 几乎无副作用 抗炎作用强于吡罗昔康
塞来昔布	结构式	①含有三环结构 ②苯磺酰胺基 ③三氟甲基	选择性COX-2抑制剂

|231|

三、抗痛风类药

通用名	秋水仙碱	别嘌醇	苯溴马隆
结构式			
结构特征	以通用名记忆其来源于天然植物，含有两个七元环	含嘌呤结构，故称为别"嘌"醇	苯并呋喃衍生物，结构中含有间二溴苯酚基，故称为"苯溴"马隆
药理作用/不良反应	①可控制尿酸盐对关节造成炎症，用于痛风急性发作 ②长期使用会产生骨髓抑制	抑制黄嘌呤氧化酶，减少尿酸合成，用于间歇期和慢性发作	抑制肾小管对尿酸重吸收

高频考点速记

1. 来源于天然植物，长期使用会产生骨髓抑制毒副作用的抗痛风药物是：秋水仙碱。

2. 在体内通过抑制黄嘌呤氧化酶，减少尿酸的生物合成，降低血中尿酸溶液的抗痛风药物是：别嘌醇。

3. 本身无活性，需经肝脏代谢转化为活性产物发挥COX-2抑制作用的药物是：萘丁美酮。

4. 阿司匹林的性质有：①分子中有羧基成弱酸性，②不可逆抑制环氧化酶具有解热镇痛抗炎作用，③小剂量预防血栓，④易水解，水解药物容易被氧化为有色物质。

5. 关于对乙酰氨基酚的说法，错误的是：对乙酰氨基酚分子中含有酰胺键，正常贮存条件下易发生水解变质。

6. 通过抑制黄嘌呤氧化酶减少尿酸生成的抗痛风药物是：别嘌醇。

第三节　呼吸系统疾病用药

 必备考点提示

1. 可待因、右美沙芬的结构特征与作用。

2. 溴己新、氨溴索、乙酰半胱氨酸、羧甲司坦的结构特征与作用。

3. β_2 受体激动剂药物的构效关系及沙丁胺醇、沙美特罗、特布他林的结构特征与作用。

4. 影响白三烯的平喘药孟鲁司特、色甘酸钠的结构特征与作用。

5. M 胆碱受体阻断剂噻托溴铵、异丙托溴铵的结构特点及中枢作用。

6. 糖皮质激素药物倍氯米松、氟替卡松、布地奈德的结构特征与作用。

 必备考点精编

一、镇咳药

通用名	结构式	结构特征	药理作用
可待因		为吗啡的 3 为甲醚衍生物	①中枢镇咳药，作用于延脑，有镇痛作用 ②体内代谢部分生成吗啡，可产生成瘾性

续表

通用名	结构式	结构特征	药理作用
右美沙芬		结构中含有吗啡喃基本结构	中枢镇咳药，作用于延脑，无镇痛作用

二、祛痰药

通用名	结构式	结构特征	药理作用
溴己新		分子中含有间二溴苯氨基，环己烷，参考记忆："溴""己"新	降低痰液黏稠性
氨溴索		为溴己新的 N-去甲基活性代谢物	黏痰溶解剂，降低痰液黏度，作用强于溴己新
乙酰半胱氨酸		通用名可直接反映其结构特点，结构中含有巯基，为半胱氨酸的氨基乙酰化产物	黏液溶解作用较强，可用于解救对乙酰氨基酚中毒
羧甲司坦		半胱氨酸中巯基的硫被羧甲基取代，参考记忆："羧甲"司坦	调节痰液分泌，使低黏度的唾液黏蛋白分泌增加，高黏度的唾液黏蛋白分泌减少

三、平喘药

1. β₂受体激动剂

通用名	结构式	结构特征
沙丁胺醇		结构中含有叔丁基，可谐音记忆为"叔丁"胺醇
沙美特罗		氮原子上的叔丁基以长链取代基取代，作用时间延长
特布他林		通用名中的"布"代表结构中含有叔丁基，参考记忆：特"布"他林

2. 影响白三烯的平喘药

通用名	结构式	结构特征 & 药理作用
孟鲁司特		①结构中含有羧基 ②选择性白三烯受体拮抗剂

续表

通用名	结构式	结构特征 & 药理作用
色甘酸钠		①含有苯并吡喃的双色酮，为活性必需基团 ②肥大细胞稳定剂，肺部吸收约为8%，常采用气雾剂给药

3. M 胆碱受体阻断剂

通用名	结构式	不同点	共同点
噻托溴铵		①有氧桥 ②无托品酸	①含有季铵基团，难以透过血-脑屏障 ②结构均为溴盐，因此通用名中都含有溴
异丙托溴铵		①无氧桥 ②含有托品酸	

4. 糖皮质激素

通用名	结构式	结构特点	共同点
丙酸倍氯米松		含有丙酸基和氯，参考记忆："丙酸"倍"氯"米松	均存在在体内易于代谢失活的药效团，在非作用部位易于代谢成无效或糖皮质激素作用小的物质，减少糖皮质激素的副作用
丙酸氟替卡松		①含有丙酸基和氟，故称为"丙酸""氟"替卡松 ②分子结构中17β-羧酸酯基水解成17β-羧酸后，药物活性更丧失，也避免了产生皮质激素全身作用	
布地奈德		通用名中的"布地"代表分子中含有正丁二氧基，参考记忆："布地"奈德	

高频考点速记

1. 分子结构中17β-羧酸酯基水解成17β-羧酸后，药物活性更丧失，也避免了产生皮质激素全身作用的平喘药是：丙酸氟替卡松。

2. 以下是白三烯类抑制剂，含羧基的平喘药是：孟鲁司特。

3. 半胱氨酸类似物，不能用于对乙酰氨基酚解毒的是：羧甲司坦。

4. 含有苯并吡喃的双色酮结构，在肺部的吸收为8%，常以气雾剂使用的抗哮喘药物是：

色甘酸钠。

5. 属于糖皮质激素类平喘药的是：布地奈德。

6. （对比记忆）

（1）在体内有部分药物可代谢产生吗啡，被列入我国麻醉药品品种目录的药物是：

可待因。

（2）含有半胱氨酸结构，可降低痰液黏滞性的祛痰药物是：

乙酰半胱氨酸。

7. （对比记忆）

（1）分子中含有氧桥，不含有托品酸，难以进入中枢神经的药物是：

噻托溴铵。

（2）分子中不含有氧桥，难以进入中枢神经的是：

异丙托溴铵。

8. 属于糖皮质激素的平喘药：丙酸氟替卡松。

9. 通过稳定肥大细胞膜而预防各型哮喘发作的是：色甘酸钠。

第四节 消化系统疾病用药

必备考点提示

1. 组胺 H_2 受体阻断剂抗溃疡药的构效关系及西咪替丁、雷尼替丁的所含有杂环的区别。

2. 质子泵抑制剂抗溃疡药的构效关系及奥美拉唑、埃索美拉唑的手性特点。

3. 莨菪生物碱类解痉药的构效关系及阿托品、东莨菪碱、山莨菪碱的结构特征与中枢作用强度。

4. 甲氧氯普胺、多潘立酮的结构记忆。

 必备考点精编

一、抗溃疡药

1. 组胺 H_2 受体阻断剂

通用名	结构式	结构特点	共同点
西咪替丁		结构中含有咪唑五元环	① 五元芳杂环 ② 均含有硫原子 ③ 平面的极性基团
雷尼替丁		结构中含有呋喃环	

2. 质子泵抑制剂

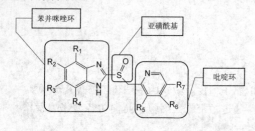

通用名	结构式	结构特点	共同点
奥美拉唑		结构中含有苯并咪唑，含S和R两种光学异构体	
埃索美拉唑		为奥美拉唑S-（-）异构体，体内清除率远低于R-（+）异构体，疗效优于奥美拉唑	①五元芳杂环 ②均含有硫原子 ③平面的极性基团

二、解痉药

通用名	结构式	结构特点	共同点
阿托品		分子中含有(S)-托品酸和托品醇,结构中含有 3 个手性碳	①均含有托品酸 ②中枢作用由大到小排序为:东莨菪碱>阿托品>山莨菪碱 ③均为 M 受体阻断剂,母核结构与噻托溴铵和异丙托溴铵相似,建议结合复习
东莨菪碱		分子中含有氧桥→极性减小,脂溶性增强→易透过血-脑屏障→中枢作用强	
山莨菪碱		①分子中含有羟基→极性增大,脂溶性减小→不易透过血-脑屏障→中枢作用弱 ②天然品具有左旋性称 654-1 ③合成品为外消旋体称 654-2	

三、促胃肠动力药

通用名	结构式	结构特点	药理作用区别
甲氧氯普胺		结构中含有甲氧基、氯原子和酰胺结构，参考记忆："甲氧""氯"普"胺"	①中枢性和外周性多巴胺 D_2 受体拮抗剂 ②第一个促动力药 ③有中枢神经系统的副作用（锥体外系症状）
多潘立酮		结构中含有酮羰基和氯原子	①外周性多巴胺 D_2 受体拮抗剂 ②中枢神经系统副作用较甲氧氯普胺小

高频考点速记

1. 为 $(-)-(S)-$ 光学异构体，体内代谢慢，维持时间长的抗溃疡药物是：埃索美拉唑。

2. 具有苯并咪唑结构特征可抑制 H^+，K^+-ATP 酶，以光学活性异构体上市的抗溃疡药是：埃索美拉唑。

3. 中枢作用强的 M 胆碱受体拮抗剂药物是：东莨菪碱。

4. 为莨菪碱类药物，天然品为左旋体（称 654-1），合成品为（称 654-2），临床上用于解痉的药物是：山莨菪碱。

5.（对比记忆）

（1）分子中含有苯甲酰胺结构，通过拮抗多巴胺 D_2 受体，具有促胃动力和止吐作用的药物是：

甲氧氯普胺。

（2）极性大，不易进入血脑组织，副作用小的胃动力药是：

多潘立酮。

6. 药物结构中含芳香杂环结构的 H_2 受体拮抗剂有：

① 西咪替丁；

② 法莫替丁；

③ 雷尼替丁；

④ 尼扎替丁。

7. 结构中含硫原子连接的 H_2 受体拮抗剂的抗溃疡药物有：

① 西咪替丁；

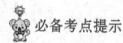

② 法莫替丁；

③ 雷尼替丁；

④ 尼扎替丁。

第五节　循环系统疾病用药

必备考点提示

1. 抗心律失常药的分类及美西律、普罗帕酮、胺碘酮及××洛尔类药物的结构分类。

2. 1，4-二氢吡啶××地平类药物的手性中心个数和取代基区别及其遇光分解所产生的毒性代谢产物。

3. 维拉帕米、地尔硫䓬的结构特征与作用。

4. 血管紧张素转换酶抑制剂（ACEI）抗高血压药××普利类的结构分类，代谢特点。

5. 血管紧张素Ⅱ（AngⅡ）受体拮抗剂抗高血压药沙坦类的结构特征与作用。

6. 羟甲戊二酸单酰辅酶A（HMG-CoA）还原酶抑制剂调节血脂药的构效关系及××他汀类药物的结构特征与作用。

7. 苯氧乙酸类调节血脂药非诺贝特、吉非罗齐、苯扎贝特的结构特征与作用。

必备考点精编

一、抗心律失常药

1. 钠通道阻滞剂

通用名	结构式	结构特点/药理作用
美西律		①I_B类抗心律失常药 ②主要用于室性早搏，室上性心动过速，心室纤颤及洋地黄中毒引起的心律失常
普罗帕酮		①I_C类抗心律失常药，为最强大的钠离子通道阻滞剂 ②具有 R、S 两个旋光异构体，均有钠通道阻滞活性 ③阻断 β 受体方面，S 的活性为 R 的 100 倍

2. 钾通道阻滞剂

通用名	结构式	结构特点/药理作用
胺碘酮		①结构中含有 2 个碘原子、叔胺基和酮羰基，参考记忆：胺碘酮 ②扩张冠状血管，减少心肌耗氧量，用于阵发性室上性心律失常 ③结构与甲状腺素类似，可影响甲状腺素代谢 ④长期用药可引起心律失常

3. β受体拮抗剂

β受体拮抗剂
- 芳氧丙醇胺
  - 普萘洛尔
  - 美托洛尔
  - 倍他洛尔
  - 比索洛尔

芳氧丙醇胺类

- 芳氧丙醇胺——拉贝洛尔

苯乙醇胺类

二、抗心绞痛药

1. 硝酸酯类

通用名	结构式	结构特点/药理作用	共同特点
硝酸甘油		①甘油为丙三醇，三硝基丙三醇即为硝酸甘油 ②舌下含服可避免肝脏首过效应，起效快	①爆炸性 ②连续用药会出现耐受性
硝酸异山梨酯		①含有两个硝基 ②分为稳定型和不稳定型两种晶型，药用为稳定型	
单硝酸异山梨酯		①为硝酸异山梨酯的活性代谢物 ②分为2-单硝酸异山梨酯和5-单硝酸异山梨酯，现将5-单硝酸异山梨酯开发为临床用药	

2. 钙通道阻滞剂

（1）1，4-二氢吡啶类

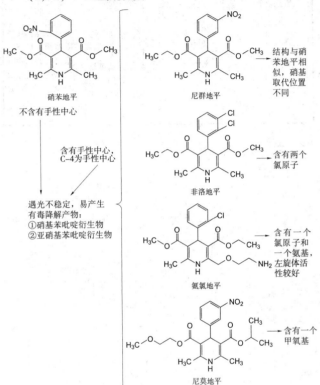

硝苯地平
不含有手性中心

含有手性中心，C-4为手性中心

遇光不稳定，易产生有毒降解产物：
①硝基苯吡啶衍生物
②亚硝基苯吡啶衍生物

尼群地平 → 结构与硝苯地平相似，硝基取代位置不同

非洛地平 → 含有两个氯原子

氨氯地平 → 含有一个氯原子和一个氨基，左旋体活性较好

尼莫地平 → 含有一个甲氧基

（2）芳烷基胺类

通用名	结构式	结构特点	药理作用
维拉帕米		分子中含有1个手性碳，右旋体活性远强于左旋体	去甲活性代谢物同样有活性

（3）苯硫氮䓬类

通用名	结构式	结构特点	药理作用
地尔硫䓬	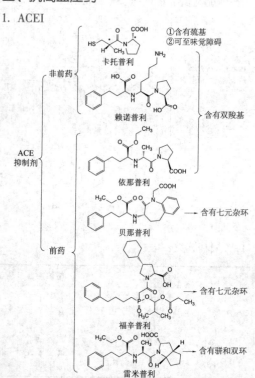	①分子中含有2个手性碳 ②含有硫氮䓬结构，参考记忆：地尔"硫䓬"	①高选择性钙通道阻滞剂，具有扩张血管的作用 ②临床用于治疗冠心病中各型心绞痛

三、抗高血压药

1. ACEI

ACE抑制剂

非前药
- 卡托普利 ①含有巯基 ②可至味觉障碍
- 赖诺普利 含有双羧基

前药
- 依那普利
- 贝那普利 → 含有七元杂环
- 福辛普利 → 含有七元杂环
- 雷米普利 → 含有骈和双环

|248|

2. AngⅡ受体拮抗剂

联苯四氮唑

含有联苯四氮唑结构
- 氯沙坦
- 缬沙坦
- 厄贝沙坦
- 坎地沙坦

不含有联苯四氮唑结构 → 替米沙坦

四、调节血脂药

1. HMG-CoA 还原酶抑制剂

HMG-CoA 还原酶抑制剂基本组成结构：

环A　　　环A或B　　　环B

（1）天然产物及其衍生物类

通用名	洛伐他汀	辛伐他汀	普伐他汀
结构式			
结构特点	①含有 8 个手性中心 ②进入体内后水解为 3，5-二羟基戊酸发挥作用	与洛伐他汀的主要区别在于十氢萘环上酯侧链上多一个甲基	十氢萘环上 3 位甲基替换为羟基

续表

通用名	洛伐他汀	辛伐他汀	普伐他汀
结构共性	结构中含有内酯环以及环 A		结构中内酯环开环生成羧基和羟基，同样含有环 A
来源	天然产物		天然产物衍生物

（2）全合成类

通用名	氟伐他汀	阿托伐他汀	瑞舒伐他汀
结构式			
共同点	①全合成化合物；②含有两个手性碳；③含有氟取代苯基（环 B）		

2. 苯氧乙酸类药物

通用名	结构式	结构/代谢特点
非诺贝特		为前药，含有酯基，进入体内后代谢成为非诺贝特酸发挥药效

续表

通用名	结构式	结构/代谢特点
吉非贝齐		①非前药 ②非卤代苯氧戊酸衍生物
苯扎贝特		结构中含有取代苯氧乙酸

高频考点速记

1. 天然植物来源的抗心律失常药：奎尼丁。

2. 结构与甲状腺素类似，可影响甲状腺素代谢的是：胺碘酮。

3. 当 1，4-二氢吡啶类药物的 C-2 位甲基改-CH_2O（CH_2）$_2NH_2$后活性得到加强的药物是：氨氯地平。

4. 具有苯乙醇胺的 β 受体拮抗剂是：拉贝洛尔。

5. 关于硝酸甘油性质和作用的说法，正确的是：口腔黏膜吸收迅速，心绞痛发作时，可在舌下含服。

6. 单硝酸异山梨酯性质正确的是：硝酸异山梨酯体内活性代谢物。

7. 化学结构为 的药物属于：抗心绞痛药。

8. 关于洛伐他汀性质和结构的说法，错误的是：在体外有 HMG-CoA 还原酶抑制作用。

9. 分子中含有巯基，对血管紧张素转换酶（ACE）产生较强抑制作用的抗高血压药物是：卡托普利。

10. 属于 HMG-CoA 还原酶抑制剂，有内酯结构，属于前药，水解开环后有 3，5-二羟基羧酸的是：辛伐他汀。

11. 关于维拉帕米 结构特征和作用的说法，错误的是：具有碱性，易被强酸分解。

12. 下列关于依那普利的说法正确的是：

依那普利   依那普利拉

依那普利代谢产物依那普利拉，具有抑制 ACE 作用。

13. 普萘洛尔是 β 受体阻断药的代表，属于芳氧丙醇胺类结构类型。普萘洛尔的结构是：

14.（对比记忆）

（1）含有 1 个手性碳的二氢吡啶类钙通道阻滞剂，用于高血压治疗的药物是：

氨氯地平。

（2）含有 1 个手性碳的芳基烷胺类钙通道阻滞剂类药物是：

维拉帕米。

（3）含有 2 个手性碳的苯硫氮䓬类钙通道阻滞剂用于冠心病治疗的药物是：

地尔硫䓬。

15. （对比记忆）

（1）含有羟基内酯结构和氢化萘环骨架的 HMG-CoA 还原酶抑制剂的调血脂药物是：

洛伐他汀。

（2）含有 3，5-二羟基羧酸和嘧啶环骨架的 HMG-CoA 还原酶抑制剂的调血脂药物是：

瑞舒伐他汀。

16.（对比记忆）

（1）含有芳氧羧酸结构的调血脂药物是：

① 吉非罗齐；

② 苯扎贝特。

（2）为前药，在体内经代谢后产生活性的苯氧羧酸的调血脂药物是：

非诺贝特。

17. 关于福辛普利性质的说法，正确的有：①福辛普利属于磷酰基类 ACE 抑制剂；②福辛普利在体内代谢为福辛普利拉而发挥作用。

18. 1，4-二氢吡啶类药物遇光不稳定，降解所产生的有害物质主要有：① 硝基苯吡啶衍生物；

② 亚硝基苯吡啶衍生物。

19. 含有两个手性碳全合成的他汀类药物有：①氟伐他汀；②阿托伐他汀；③瑞舒伐他汀。

20. 关于洛伐他汀性质和结构的说法，正确的是：①洛伐他汀结构中含有内酯环；②洛伐他汀在体内水解后，生成的 3，5-二羟基羧酸结构是药物活性必需结构；③洛伐他汀具有多个手性中心；④洛伐他汀是天然的 HMG-CoA 还原酶抑制剂。

21. 钠通道阻滞剂的抗心律失常药物有：①美西律；②奎尼丁；③普鲁卡因。

22. 关于辛伐他汀性质的说法，正确的有：①辛伐他汀是由洛伐他汀结构改造得到的药物；②辛伐他汀是前体药物；③辛伐他汀是 HMG-CoA 还原酶抑制剂。

［23～24］

二氢吡啶类钙通道阻滞剂的基本结构如下图（硝苯地平的结构式）

二氢吡啶是该类药物的必须药效团之一，二氢吡啶类钙通道阻滞剂代谢酶通常为 CYP3A4，影响该酶活性的药物可产生各药物相互作用，钙通道阻滞剂的代表药物是硝苯地平。

23. 本类药物的两个羧酸酯结构不同时。可产生手性异构体且手性异构体的活性也有差异，其手性中心的碳原子编号是：4。

24. 本类药物通常以消旋体上市，但有一药物分别以消旋体和左旋体先后上市，且左旋体活性较优，该药物是：氨氯地平。

第六节　内分泌系统疾病用药

必备考点提示

1. 胰岛素分泌促进剂降血糖药格列××和××列奈的结

构分类。

2. 胰岛素增敏剂降血糖药的结构分类及代表药结构识别。

3. 阿卡波糖、伏格列波糖的结构特征与作用。

4. 促进钙吸收药物阿法骨化醇、骨化三醇的体内作用特点。

必备考点精编

一、降血糖药

1. 胰岛素分泌促进剂

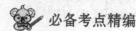

磺酰脲类基本结构

> ①母核结构均含有磺酰脲结构
> ②通用名均为格列××，例如格列齐特、格列本脲

瑞格列奈　　　　　　　　　那格列奈

> ①非磺酰脲类
> ②通用名均为××列奈，例如瑞格列奈、那格列奈

2. 胰岛增敏剂

通用名	结构式	结构特点
二甲双胍		含有双胍母核

续表

通用名	结构式	结构特点
比格列酮	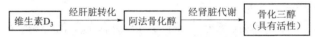	含有噻唑烷二酮

3. α-葡萄糖苷酶抑制剂

2糖1醇——阿卡波糖、伏格列波糖、米格列醇。

二、调节骨代谢与形成

促进钙吸收的药物：

维生素D_3 —经肝脏转化→ 阿法骨化醇 —经肾脏代谢→ 骨化三醇（具有活性）

老年人肝肾功能下降，自身无法将维生素 D_3 活化，因而导致钙吸收不足。

 高频考点速记

1. 具磺酰脲结构，临床用于治疗糖尿病的药物：格列类药物+甲苯磺丁脲。

2. 能促进胰岛素分泌的磺酰脲类降糖药是：格列类药物+甲苯磺丁脲。

3. 能促进胰岛素分泌的非磺酰脲类降糖药是：××列奈。

4. 具噻唑烷酮结构的胰岛素增敏剂是：××列酮。

5. 在体内经代谢可转化为骨化三醇的药物是：维生素 D_3。

6. 根据磺酰脲类降糖药的构效关系，当脲上取代基为甲基环己基时，甲基阻碍环己烷上的羟基化反应，因此具有高效、长效的降血糖作用。具有上述结构特征的是：

格列美脲

7.（对比记忆）

（1）结构为去甲睾酮的衍生物，具有孕激素样作用的药物是：炔诺酮。

（2）结构为去甲睾酮的衍生物，具有蛋白同化激素样作用的药物是：苯丙酸诺龙。

8. 糖皮质激素分子 16 位引入阻碍 17 位氧化代谢的甲基，使抗炎活性增强，钠潴留作用减小的药物有：①倍他米松；②地塞米松。

9. 葡萄糖类似物，对 α-葡萄糖苷酶有强效抑制作用的药物：①阿卡波糖；②伏格列波糖；③米格列醇。

10. 对骨质疏松症有治疗作用的药物有：①阿法骨化醇；②阿仑膦酸钠；③利塞膦酸钠；④依替膦酸二钠；⑤骨化三醇。

11. 适用于老年女性骨质疏松症患者的药物有：①阿法骨化醇；②阿仑膦酸钠；③利塞膦酸钠；④依替膦酸二钠；⑤骨化三醇。

12.（对比记忆）

（1）为 D-苯丙氨酸衍生物，被称为"餐时血糖调节剂"的药物是：

（2）含双胍类结构母核，属于胰岛素增敏剂的口服降糖药物是：

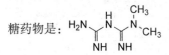

第七节 抗菌药物

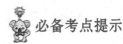

1. 青霉素类抗菌药物青霉素、氨苄西林、阿莫西林、哌拉西林的结构特征。

2. 头孢菌素类抗菌药物头孢氨苄、头孢唑林、头孢克洛、头孢呋辛、头孢哌酮、头孢曲松、头孢吡肟的结构特征与作用。

3. 其他 β-内酰胺类抗菌药物的作用分类，临床与其他药物的合用规则如克拉维酸钾，舒巴坦。

4. 氟喹诺酮类抗菌药物如诺氟沙星、环丙沙星、左氧氟沙星、洛美沙星的结构特征。

5. 磺胺类抗菌药物和增效剂的构效关系及磺胺甲噁唑、磺胺嘧啶、甲氧苄啶的结构特征与作用。

6. 抗结核分枝杆菌药异烟肼、吡嗪酰胺、乙胺丁醇的结构特征。

7. 抗真菌药的构效关系及氟康唑、伏立康唑、伊曲康唑的结构特征与作用。

必备考点精编

一、抗生素类抗菌药

1. 青霉素类

名称	结构	侧链区别	作用特点
青霉素 G（苄青霉素）		含苯甲基侧链	不耐酸、碱和酶
氨苄西林		含氨基苄基侧链	抗革兰阴性菌，可口服
阿莫西林		含对羟基氨基苄基侧链	同氨苄西林，生物利用度高
哌拉西林		含有哌嗪酮环侧链结构空间阻力大（美洛西林与之相似）	广谱，抗铜绿假单胞菌

2. 头孢菌素类

抗菌活性 $\begin{cases} 革兰阳性菌活性：一代>二代>三代 \\ 革兰阴性菌活性：一代<二代<三代 \\ 四代头孢菌素对两类菌的活性都较前三代强 \end{cases}$

等级	名称	结构式	结构特点及记忆方法
一代	头孢氨苄		氨基苄基侧链
	头孢唑林		四氮唑甲基侧链
二代	头孢克洛		3位氯取代，药名中"克洛"代表"氯"
	头孢呋辛		C-7位为甲氧肟基酰基，C-3位为氨基甲酸酯，耐酶
三代	头孢哌酮		C-7位在头孢氨苄的氨基上引入乙基哌嗪二酮，C-3位甲基上引入硫代甲基四氮唑
	头孢曲松		C-3位引入1，2，4-三嗪-5，6-二酮，药名中的"曲"代表"三"

续表

等级	名称	结构式	结构特点及记忆方法
四代	头孢吡肟	H₃C 结构图（含OCH₃、硫唑环、β-内酰胺环及吡咯啉内盐结构）	C-3位甲基上引入甲基吡咯鎓内盐，C-7引入甲氧肟基，故药名中含有"吡肟"

3. 其他类

结构类型	代表药物	药物联用/特点
氧青霉烷类	克拉维酸	①克拉维酸是一种"自杀性"的酶抑制剂； ②克拉维酸+阿莫西林可使阿莫西林增效130倍； ③克拉维酸+其他β-内酰胺类，可使头孢菌素类增效2~8倍
青霉烷砜类	舒巴坦、他唑巴坦	①氨苄西林：舒巴坦（1∶1）＝舒他西林。舒他西林口服后可迅速吸收，在体内非特定酯酶的作用下使其水解，释放出较高血清浓度的氨苄西林和舒巴坦 ②舒巴坦+头孢哌酮，增强头孢哌酮对β-内酰胺酶的稳定性，联合后的抗菌作用是单独头孢哌酮的4倍
碳青霉烯类	亚胺培南、美罗培南	亚胺培南+西司他丁钠。西司他丁作为肾肽酶抑制剂，保护亚胺培南在肾脏中不被肾肽酶破坏，同时也阻止亚胺培南进入肾小管上皮组织，因而减少亚胺培南排泄，并减轻药物的肾毒性
单环β-内酰胺类	氨曲南	

二、合成抗菌药

1. 喹诺酮类药物

名称	结构式	结构特点
诺氟沙星		①6 位引入氟原子 ②1 位为乙基
环丙沙星		1 位为环丙基，故名称中含有"环丙"
左氧氟沙星		结构中含有一个手性碳原子，左旋体活性高于右旋体
洛美沙星		分子中含有两个氟原子，7 位为 3-甲基哌嗪基（只有一个甲基）
莫西沙星		①8 位引入甲氧基，对 G⁺ 菌活性高，耐药突变低选择性，对光稳定 ②7 位二氮杂环取代，耐药性降低

2. 磺胺类抗菌药物

磺胺甲噁唑　　　　　　　　　　甲氧苄啶

甲氧苄啶为抗菌增效剂，二者合用其抗菌作用可增强数倍至数十倍

3. 抗结核分枝杆菌药

通用名	异烟肼	吡嗪酰胺	乙胺丁醇
结构式			
结构及作用	①含有肼基 ②体内被 N-乙酰转移酶转化为无活性代谢产物	①含有吡嗪环 ②为烟酰胺生物电子等排体 ③作用部位易水解，其他部位不易水解	①含有两个构型相同的手性碳 ②药用右旋体

4. 抗真菌药

(1) 含有三氮唑环 $\begin{cases} 氟康唑 \\ 伊曲康唑 \\ 伏立康唑 \end{cases}$ 不易被代谢

(2) 含有咪唑
（二氮唑环） $\begin{cases} 咪康唑 \\ 益康唑 \\ 酮康唑 \end{cases}$ 易被代谢

 高频考点速记

1. 可与甲氧苄啶合用增强抗菌作用的药物是：

H_2N—⟨⟩—SO_2—NH—⟨⟩—CH_3 磺胺甲噁唑。

2. 结构中含有嘧啶结构，常与磺胺甲噁唑组成复方制剂的药物是：甲氧苄啶。

3. 广谱抗菌药，以左旋体为临床使用的合成类抗菌药物是：氧氟沙星。

4. 结构中含有 1 位乙基的抗菌药物是：诺氟沙星。

5. 分子中含手性中心，左旋体活性大于右旋体的药物是：氧氟沙星。

6. 在卡那霉素的分子中引入 L-(-)氨基羟丁基侧链，所得到的药物对耐卡那霉素的金黄色葡萄球菌等细菌有显著的抑制作用该药物是：

阿米卡星。

7. 去除四环素的 C-6 位甲基和 C-6 位羟基后，同时在结构中引入二甲氨基得到的四环素衍生物为：米诺环素。

8. 抗结核药物异烟肼结构中含有未取代的酰肼基，体内易 N-乙酰化生成无活性代谢产物，根据此结构特点推测异烟肼的结构：。

9. 抗结核药吡嗪酰胺是烟酰胺的生物电子等排体，在体内作用部位易水解，吡嗪酰胺的结构为：。

10.（对比记忆）

（1）C-3 位含有氯的头孢菌素类抗生素是：头孢克洛。

（2）含有季铵结构的头孢菌素类抗生素是：头孢吡肟。

（3）含有一个手性中心的喹诺酮类药物是：左氧氟沙星。

11.（对比记忆）

（1）C-3位为氯原子，亲脂性强，口服吸收好的药物是：头孢克洛。

（2）C-3位含有酸性较强的杂环，可通过血脑屏障，用于脑部感染治疗的药物是：头孢曲松。

（3）C-3位含有季铵基团，能迅速穿透细菌细胞壁的药物是：头孢匹罗。

（4）C-3位含有氨基甲酸酯基团的药物是：头孢呋辛。

12.（对比记忆）

（1）天然来源的 β-内酰胺酶抑制剂，临床上常与阿莫西林组成复方制剂的药物是：克拉维酸。

（2）因口服吸收差，可与氨苄西林以1∶1的形式以次甲基相连，得到舒他西林的药物是：舒巴坦。

（3）与青霉素合用，可降低青霉素的排泄速度，从而增强青霉素抗菌活性的药物是：丙磺舒。

（4）本身具有广谱抗菌作用，与磺胺类药物合用可显著增强抗菌作用的药物是：甲氧苄啶。

13.（对比记忆）

（1）属于青霉烷砜类抗生素的是：他唑巴坦。

（2）属于碳青霉烯类抗生素的是：亚胺培南。

14.与补钙制剂同时使用时，会与钙离子形成不溶性螯合物影响补钙剂在体内吸收的抗菌药物有：①多西环素；②美他环素；③米诺环素；④四环素。

15.含有三氮唑环，可口服的抗真菌药物有：①氟康唑；②伏立康唑；③伊曲康唑。

16. 下列 β-内酰胺类抗生素中，属于碳青霉烯类的药物有：①氨曲南；②亚胺培南；③美罗培南；④法罗培南。

17. 不可逆竞争性 β-内酰胺酶抑制药物是：①克拉维酸；②舒巴坦。

18. 关于复方制剂美洛西林钠与舒巴坦的说法，正确的是：舒巴坦可增强美洛西林对 β-内酰胺酶稳定性。

19. 注射用美洛西林/舒巴坦，规格 1.25（美洛西林 1.0g，舒巴坦 0.25g）。成人静脉符合单室模型。美洛西林表观分布容积 $V=0.5L/kg$。关于复方制剂美洛西林钠与舒巴坦的说法，正确的是：舒巴坦可增强美洛西林对 β-内酰胺酶稳定性。

[20~21]

洛美沙星结构如下：

$$\text{（洛美沙星结构式）}$$

对该药进行人体生物利用度研究，采用静脉注射与口服给药方式，给药剂量均为 400mg，静脉给药和口服给药的 AUC 分别为 40μg·h/ml 和 36μg·h/ml。

20. 根据喹诺酮类抗菌药构效关系。洛美沙星关键药效基团是：3-羧基，4-羰基。

21. 洛美沙星是喹诺酮母核 8 位引入氟，构效分析，8 位引入氟后，使洛美沙星：口服利用度增加。

第八节 抗病毒药

 必备考点提示

1. 抗病毒药物的分类。
2. 前体药物，如泛昔洛韦。

 必备考点精编

1. 核苷类
   - 核苷类抗病毒药物
     - ××夫定（齐多夫定、拉米夫定、司他夫定）
     - 恩曲他滨
   - 非开环核苷类抗病毒药物
     - ××洛韦（阿昔、更昔、喷昔、泛昔）
     - 泛昔洛韦是喷昔洛韦的前药

2. 非核苷类
   - 利巴韦林
   - 金刚烷胺
   - 金刚乙胺
   - 膦甲酸钠
   - 奥司他韦——具有神经氨酸酶抑制作用的抗流感病毒药物

高频考点速记

1. 具有神经氨酸酶抑制作用的抗流感病毒药物是：奥司他韦。

2. 经肠壁吸收可代谢生成喷昔洛韦的前体药物是：泛昔洛韦。

3. 属于前体药物开环抗病毒的是：①伐昔洛韦；②泛昔洛韦；③阿德福韦酯。

4. 属于核苷类的抗病毒药物有：

① 齐多夫定；

② 拉米夫定；

③ 阿昔洛韦；

④ 更昔洛韦。

5. 属于非核苷的抗病毒药：①

金刚烷胺

②

奥司他韦

第九节　抗肿瘤药

必备考点提示

1. 抗肿瘤类药物按作用靶点分类。
2. 直接影响 DNA 结构和功能药物的分类。
3. 抗肿瘤类药物按结构类型分类。
4. 拓扑异构酶抑制剂按作用靶点分类。

必备考点精编

抗肿瘤药物分类
- 直接影响 DNA 结构和功能的药物
  - 氮芥类：环磷酰胺
  - 乙撑亚胺类：塞替派
  - 金属配合物：顺铂、卡铂、奥沙利铂
  - 拓扑异构酶抑制剂
    - 作用于拓扑异构酶Ⅰ：羟喜树碱　伊立替康
    - 作用于拓扑异构酶Ⅱ：依托泊苷　多柔比星　柔红霉素 } 蒽醌类
- 抗代谢药
  - 嘧啶类：氟尿嘧啶、阿糖胞苷
  - 嘌呤类：巯嘌呤
  - 叶酸拮抗剂：甲氨蝶呤
- 干扰有丝分裂
  - 长春碱类：长春碱、长春新碱、长春瑞宾
  - 紫杉烷类：紫杉醇、多西他赛
- 调节体内激素平衡的药物
  - 雌激素调节剂：他莫昔芬、托瑞米芬
  - 雄激素调节剂：氟他胺
- 靶向抗肿瘤药：伊马替尼、吉非替尼
- 5-HT$_3$ 受体拮抗剂：昂丹司琼、格拉司琼

高频考点速记

1. 选择性拮抗中枢和外周 5-HT₃受体的止吐药是：××司琼。

2.（对比记忆）

（1）作用于 DNA 拓扑异构酶Ⅰ的天然来源的药物是：①喜树碱；②羟喜树碱。

（2）作用于 DNA 拓扑异构酶Ⅱ的半合成药物是：依托泊苷。

（3）对喜树碱进行结构修饰得到的水溶性前药是：伊立替康。

3.（对比记忆）

（1）含有三苯乙烯结构，拮抗雌激素受体的药物是：

他莫昔芬。

（2）含有酰苯胺结构，通过拮抗雌激素受体，用于前列腺癌治疗的药物是：

氟他胺。

4.（对比记忆）

（1）含有咪唑结构的 5-HT₃受体拮抗剂是：昂丹司琼。

（2）含有吲哚羧酸酯结构的 5-HT₃受体拮抗剂是：托烷司琼。

5. 直接抑制 DNA 合成的蒽醌类药物有："3 柔"即：①多柔比星；②表柔比星；③柔红霉素。

执业药师资格考试
用书全攻略

为帮助更多的考生实现梦想，中国医药科技出版社本着"提升药师价值，呵护公众健康"的行业服务理念，一如既往地陪伴诸位的备考之旅。我社除了独家出版发行官方指定的考试大纲和考试指南，还陆续推出更多品种、更多角度、更多开本的执业药师考试图书 10 余个系列，可满足不同专业基础、不同复习阶段和不同备考条件考生的多样化需求，旨在帮助诸位高效备考、顺利通关！

在此，我们帮诸位梳理一下考前复习思路，并奉上为您各阶段复习备考量身定制的考前推荐用书。我们建议您采用三段式复习方法，提高复习效率，巩固复习效果。

✓ 第一阶段 —— 系统复习阶段

（一）考试大纲和考试指南

是本阶段必备。考试大纲是考试的指挥棒，是出题范围的依据；考试指南是考题来源。浏览考纲，了解考试内容，做到心中有数；研读《国家执业药师考试指南》，做好系统学习。

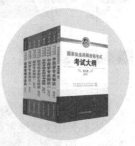

（二）基础类辅导书

以下 4 个系列内容全面，涵盖 80%~90% 的考点，各有特色。也是本阶段复习不错的选择。此类辅导书适合专业知识稍薄弱，复习时间较为充裕的考生。系统阅读指南后，辅以此类基础辅导书，有助于全面把握重点，节约复习时间。

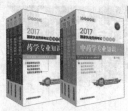

1 辅导用书（7本）

十年蝉联药考辅导类榜首，金质口碑。
图表为主，文字为辅，凝炼要点。
独家原创记忆宝，速记重点忘不了；
考点串联有技巧，关联记忆有奇效。

2 复习精要（7本）

　　分册以讲座的形式编排。设计有知识导图、命题思路、知识精讲及实战练习等板块，是集内容辅导、经典真题和习题操练于一身的"全能型"考试用书。

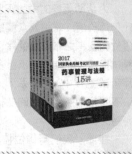

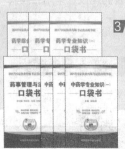

3 指南精华版口袋书（7本）

"迷你版"指南，方便携带，随时记忆。
附赠模拟试卷，便于自查自测。
中药学专业知识（一）中药彩图随文编，阅读记忆都方便。

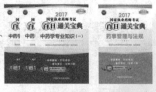

4 百日通关宝典（7本）

　　本系列随文标注考点级别；套色突出历年考点内容及其年份，划线标示对 2017 年考点预测内容，帮您提前了解考试方向。小编提示及小编速记，帮您巧记、速记；章节练习帮助您巩固本章所学。

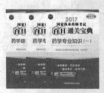

本阶段是复习备考的关键期。您可以配合以下 5 个系列更加精炼的辅导图书和 6 个习题系列，对重要知识点反复练习、加强记忆。

（一）精要辅导类

以下 5 个系列内容精炼，涵盖 60%~80% 考点。适合专业知识较扎实，复习时间稍紧张的考生。选择此类辅导书，有助于精准把握重点，速记要点，提高复习效率。

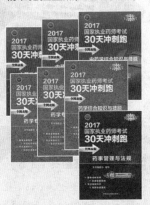

1 30 天冲刺跑（7 本）

以"框架图 + 表格"的形式，梳理、提炼、串讲重要知识点，并套色标注重点、易考点以及历年真题考点及年份，旨在帮您快速掌握考试重点，用最少的时间高效复习、制胜通关。

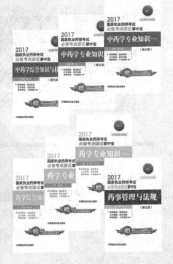

2 必备考点速记掌中宝（7 本）

迷你开本，方便携带；内容精炼，好记好背。"必备考点提示"高度凝练考纲核心内容，指出重要考点；"必备考点精编"将历年考试重点内容以"图表为主，文字为辅"的形式呈现，方便记忆。"高频考点速记"甄选历年真题精华，紧扣最新命题点。

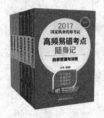

❸ 高频易错考点随身记（7本）

便携式开本。将指南内容以考点划分，各考点下设"真题回放"、"易错题解析"、"关键点提示"等板块，解读历年真题，提示易错易混点，帮您直接巩固对考点的记忆。

❹ 指南"思维导图版"（7本）

套图书采用了一种革命性的思维工具——思维导图，运用图文并重、图色结合的技巧，将浩繁的指南内容提炼主题词，并用相互隶属的层级图表现出来，帮助你充分发动左脑强势功能，快速整体把握指南的关键，有效记忆重要考点。

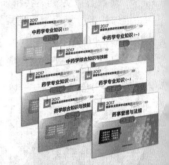

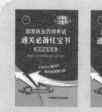

❺ 通关必备红宝书（2本）

分《药学金考点》和《中药学金考点》两册，按章节分条目梳理、集粹黄金考点内容；便携式开本，让您的备考更加高效。

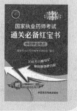

（二）习题类

适合所有参加执业药师资格考试的考生，在逐科目逐章复习的同时，同步做题操练，加深内容记忆，扎实掌握考试内容，熟悉考点的考查方式，提升应试能力。

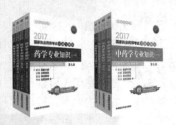

1 习题与解析（7本）

连续八年高居药考习题类榜首，铸就金典。分章同步精编试题，直击考试题点，考试必胜宝典。

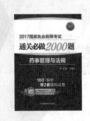
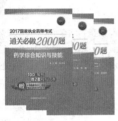
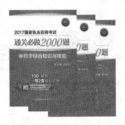

2 通关必做2000题（7本）

按章节、分题型组题。上篇"通关试题"包含2000余题，覆盖全部考点；下篇"试题答案与解析"逐题解析，为您解惑答疑。附赠两套模拟试卷，以便于您模拟实战练习，提升复习效果。

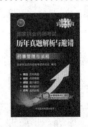
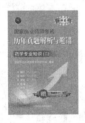
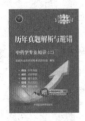

3 历年真题解析与避错（7本）

本系列分学科对历年真题做了细致的梳理，依据最新大纲，层层筛选，沙里淘金，精编真题，随附题目详解、避错分析和知识拓展。此外，还结合历年真题特点和最新版指南修订对部分真题进行了改编；对新增考点，模拟真题，编创部分题目，弥补盲区，力求全面覆盖新大纲考点。

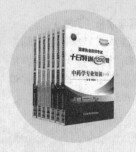

4 十日特训 1200 题（7本）

便携式小开本。每天一套题，10 天内快速掌握一科考试重点内容。先做章节题目练习，再进行综合模拟训练。每天的题量、题型均与实考试卷相同，在短时间内帮你调整到应试状态。

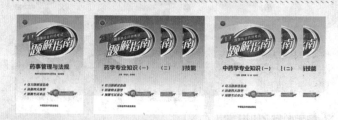

5 题解指南（7本）

分章节、分题型设计习题，各题目下包含"考点"、"解析"及"考点发散"等栏目，将知识点嵌入在考题中，以试题解指南、串考点，加深你对知识点内容的印象及掌握。

6 同步题库（7本）

考点无遗漏，真题有觅处。本套书中海量的原创题目将带你同步巩固记忆所学内容；此外，它强大的押题命中率会带给你无限的惊喜。

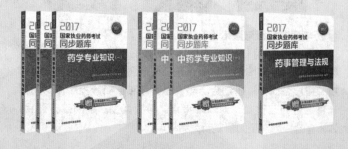

✔ 第三阶段——实战冲刺阶段

对于本阶段的复习备考，我们为您准备了4个系列试卷类图书。适合所有参加执业药师考试的考生。通过做题，应用所学，检验所学，查漏补缺，做考前热身训练，为实战做好充分准备。

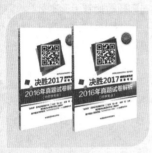

1 2016年真题试卷解析（2本）

分药学和中药学两册。对2016年考试真题做了详细剖析和知识点讲解；重点题难题配二维码视频，堪称"会讲课的药考书"。研习真题，把握出题脉络，让您的备考更加有的放矢，直击考点，顺利过关。

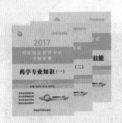 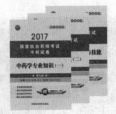 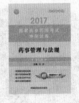

2 冲刺试卷（7本）

多年畅销品种，考前辅导名师组卷，题点精准，享有盛誉。含四套试卷，试题体例结构及难易程度与真题一致，并附精选解析。

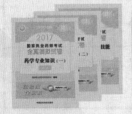 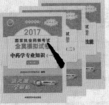

③ 全真模拟试卷（7本）

含四套模拟试卷，附全解析。严格按最新题量、题型及难易度要求组卷，答案编排便于查找，解析全面，附赠本书互动电子版、APP增值服务，利于您身临其境，有效备考。

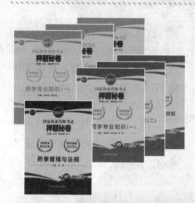

④ 押题秘卷（7本）

名师教案，直击考试重点，内容精，考点准，提分必备；考情预测，三套试卷，直击考点；题题解析，方便记忆。题辅解"三合一"，考前必看。

所有购买医药科技版执业药师考试类正版图书的读者，均可享受我国最权威执业药师考前辅导网络学习平台"**药师在线**"提供的免费增值服务。**书网结合同步学，官方资讯早知道。**

工欲善其事，必先利其器。

医药科技版执业药师考试图书是您稳操胜券、顺利拿证的不二选择！